AF267777

St-HONORÉ-LES-BAINS

(NIÈVRE)

GUIDE MÉDICAL

ET PITTORESQUE

PAR

le docteur E. COLLIN (D. M. P.)

Médecin Inspecteur,

Médecin en chef de l'hôpital civil et militaire de Billom (Puy-de-Dôme),
Ex-médecin aide-major,
Membre correspondant de la Société Médicale d'Hydrologie de Paris,
De la Société des Sciences Médicales de Paris,
De l'Académie de Clermont,
Des Sociétés Médicales de Clermont et de Gannat,
De la Société Archéologique d'Autun,
De la Société d'Emulation de Moulins, etc.

Et C. CHARLEUF

Membre de plusieurs Sociétés d'Archéologie.

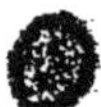

MOULINS

IMPRIMERIE DE C. DESROSIERS.

1865.

S^T-HONORÉ-LES-BAINS

(NIÈVRE.)

GUIDE MÉDICAL

ET PITTORESQUE

PAR

le docteur E. COLLIN (D. M. P.)

Médecin Inspecteur,

Médecin en chef de l'hôpital civil et militaire de Billom (Puy-de-Dôme),
Ex-médecin aide-major,
Membre correspondant de la Société Médicale d'Hydrologie de Paris,
De la Société des Sciences Médicales de Paris,
De l'Académie de Clermont,
Des Sociétés Médicales de Clermont et de Gannat,
De la Société Archéologique d'Autun,
De la Société d'Emulation de Moulins, etc.

Et C. CHARLEUF

Membre de plusieurs Sociétés d'Archéologie.

MOULINS

IMPRIMERIE DE C. DESROSIERS.

1865.

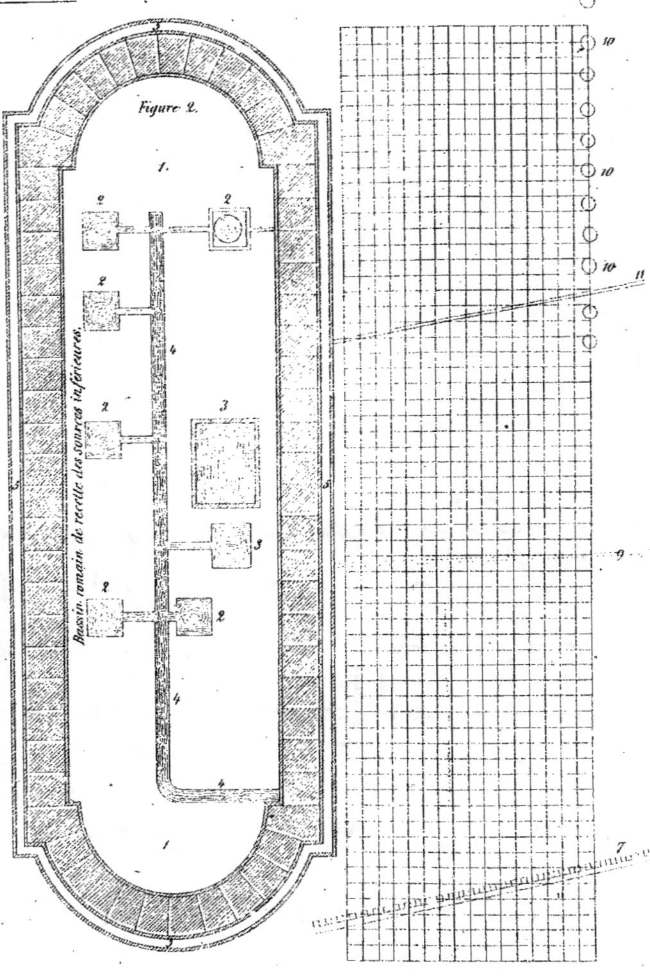

BAINS DE St HONORÉ (Nièvre) PLAN Substructions decouvertes par M. le Marquis d'Espeuilles.
Figure 1.
Bassin romain de recette des Eaux de la Crevasse.
Figure 2.
Bassin romain de recette des sources inférieures.
Légende
Figure 1.
A. Puits.
B. Trop plein des puits.
C. Salle des puits.
D. Renfoncements en décoration.
E. Écoulem.t des eaux froides du rocher. 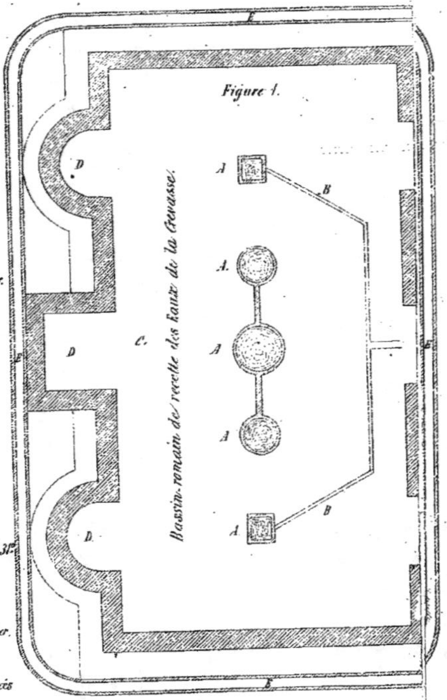
Légende
Figure 2.
1. Enceinte des puits.
2. Puits d'où jaillissent les sources à 31°.
3. Piscines romaines.
4. Canal de vidange des puits.
5. Écoulem.t des eaux froides du rocher.
6. Dallage en marbre blanc.
7. Tuyaux romains en terre placés verticalement l'un à côté de l'autre.
8. Grand canal de vidange en ciment.
9. Canal de vidange des puits romains.
10. Piles en briques rondes.
11. Tuyaux de plomb romains. 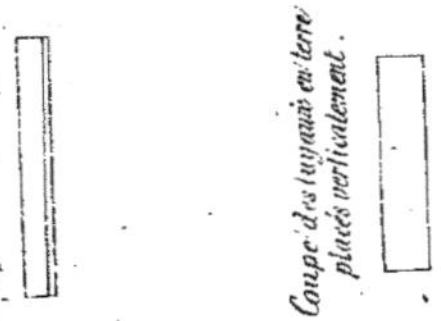
Coupe des tuyaux de plomb romains.
Coupe des tuyaux en terre placés verticalement.
Echelle de 0.m005 pour 1 Mètre.

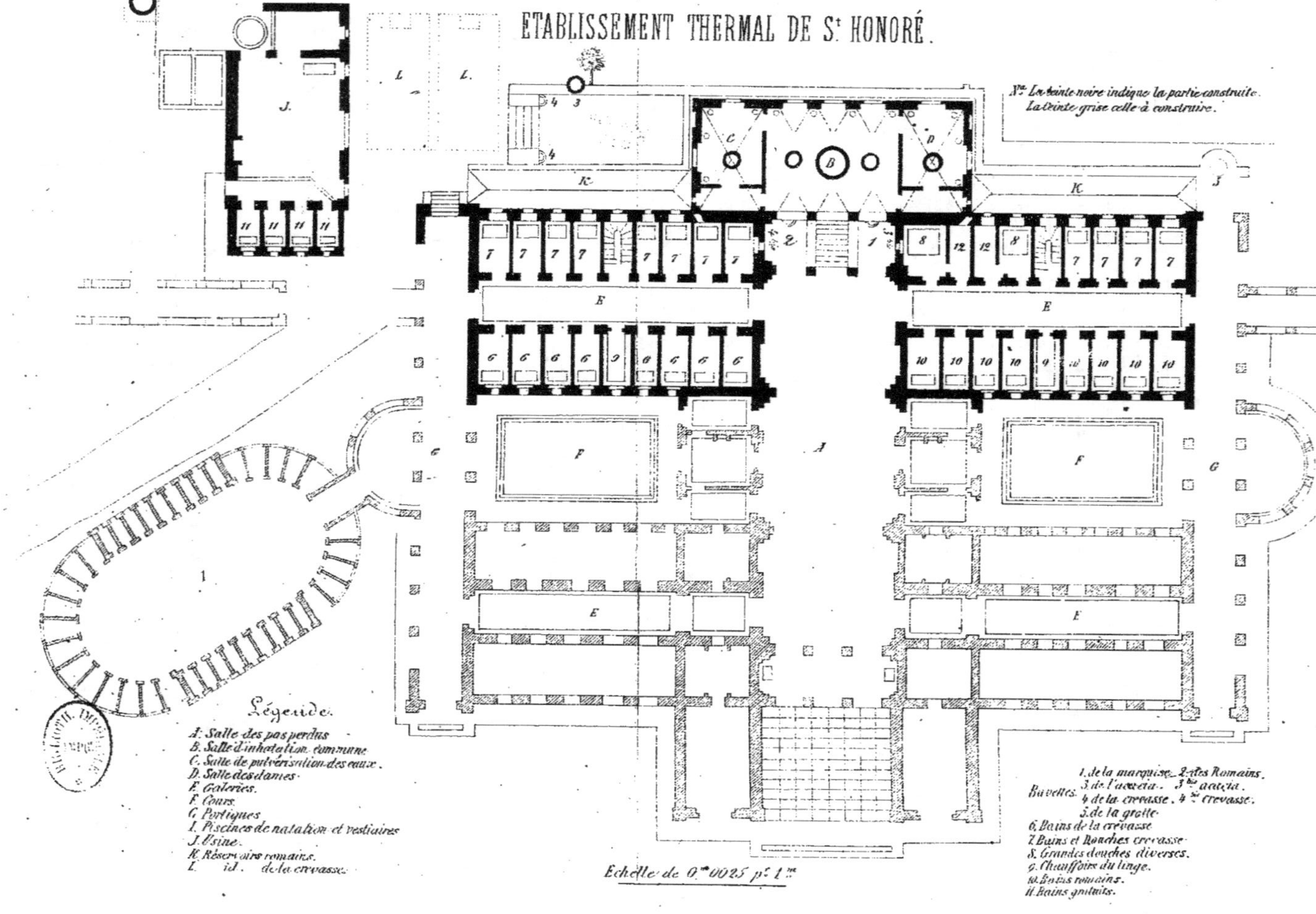

ETABLISSEMENT THERMAL DE St HONORÉ.
Nta. La teinte noire indique la partie construite.
La teinte grise celle à construire.
Légende.
A. Salle des pas perdus
B. Salle d'inhalation commune
C. Salle de pulvérisation des eaux.
D. Salle des dames.
E. Galeries.
F. Cours.
G. Portiques
I. Piscines de natation et vestiaires
J. Usine.
K. Réservoirs romains.
L. id. de la crevasse.
Buvettes.
1. de la marquise. 2. des Romains.
3. de l'accacia. 3bis accacia.
4. de la crevasse. 4bis crevasse.
5. de la grotte.
6. Bains de la crevasse
7. Bains et Douches crevasse.
8. Grandes douches diverses.
9. Chauffoirs du linge.
10. Bains romains.
11. Bains gratuits.
Echelle de 0m.0025 p. 1m.

INTRODUCTION.

AQUIS-ALISENCII.

ÉTUDE

ARCHÉOLOGIQUE

Si l'on en croit la tradition locale, Saint-Honoré fut jadis une ville gauloise, célèbre par les sources thermales qui jaillissent à quelques centaines de mètres du bourg actuel, aux limites mêmes du granit et des formations calcaires.

A l'ouest, au nord-ouest, derrière un vaste rideau de verdure, s'étendent les plaines et les riches embouches du Nivernais : à tous les autres aspects l'horizon est fermé par les hautes cimes, *Mawr-Ven*, d'où le nom de Morvan (1).

Dans ce canton isolé et presque entièrement couvert de forêts, dans ce *Pagus Morvinus*, dépendant du territoire éduen, la chasse était la grande occupation des habitants, l'engraissement des porcs la principale industrie ; des indices certains démontrent aussi qu'on y travaillait le fer. Ainsi, l'on retrouve non loin de Saint-Honoré, aux abords de la voie romaine : *Ad Fossas*, les mines, aujourd'hui les Fossats ; *Vallis-Ferrea*, La Vau-de-Ferrières ; *Mons-Erosus* Mont-Rosé ; le *Pra-Bis*, magnifique dolmen superposé à deux galeries creusées de main d'homme, où les traces d'antiques travaux métallurgiques sont irrécusables (2).

(1) *Mawr*, en composition *Mor*, grand, élevé. Voy. Gruter (26.6.) Pictet, *Revue archéol.* février 1865, p. 118. Roget de Belloguet, Ethnol. Gaul. t. 1. p. 108, etc.

(2) Une fouille pratiquée dans la galerie de droite nous a donné une médaille gauloise, dite de la ligue contre Arioviste.

Cet état de choses dura aussi longtemps que l'indépendance des Gaules ; César vint et tout fut changé.

Maîtres du pays, les Romains ouvrent des routes à travers des forêts séculaires, asile mystérieux du culte druidique ; ils défrichent les meilleurs terrains et les amendent encore au moyen de la chaux, procédé usité en Gaule bien avant la conquête ; ils exploitent sur une vaste échelle les minerais de fer et les carrières de marbre ; ils édifient ces innombrables constructions dont nous foulons à chaque pas quelques débris.

Nos châteaux, nos vieilles églises, nos plus anciennes paroisses, tout cela est assis sur des fondations romaines.

Florissants sous les premiers Césars, successivement appauvris par les exigences toujours croissantes du fisc, par les révoltes des chefs militaires, par les incursions des tribus d'outre-Rhin, par la fuite des serviteurs attachés aux cultures et par les pilleries des Bagaudes, presque tous ces établissements gallo-romains s'abîmèrent dans la grande tempête du cinquième siècle.

On trouve chez nous un très-petit nombre de noms de lieux d'origine germanique; le pays n'offrant plus guère de ressources, les nouveaux venus montrèrent peu d'empressement à s'y établir. A l'approche du danger, les tristes populations gagnaient les bois (cela s'est vu à d'autres époques) et les barbares passaient, amoncelant ces ruines devenues pour nous des antiquités nationales.

Le Morvan garde toujours le souvenir des âges purement celtiques. La politique adroite et cauteleuse d'Auguste, les rigoureux édits de ses successeurs, pas plus que les pompes et les faciles accommodements de la religion officielle, pas plus que les prédications évangéliques elles-mêmes, n'ont eu le pouvoir d'abolir certaines coutumes, ni de faire oublier aux gens de la campagne (*pagani*) le culte des rochers, des arbres, des fontaines.

Le christianisme traça une croix sur le rocher, bâtit une chapelle à l'ombre de l'arbre sacré, substitua le culte d'un saint au culte de l'antique génie des eaux ; de là les pas de Saint-Martin, les croix de l'Arbre, les chapelles du chêne, du Fau-Bouloin (*fau*, *fagus*, hêtre) ; de là les fontaines de la *Bonne-Dame*, de Saint-Pierre et tant d'autres ; et, malgré ce baptême, la Pierre-Perthuse, le Vieux-Chêne, et surtout l esprit familier de la fontaine, n'ont jamais chômé d'offrandes toutes païennes acompagnées de rites transmis d'âge en âge.

Au Morvan, porter des souhaits de bonne année, c'est : « Courir le gui-l'an-neuf » ; de même, nous nommons Gauds, par abréviation de Bagaudes, les mendiants valides qui rançonnent les campagnes.

Vous trouverez sur votre chemin une baguette de coudrier qu'un fil de laine retient au tronc d'un vieux chêne ; gardez-vous d'y toucher, c'est *un sort* ! La fièvre attend l'imprudent qui oserait y porter la main ! !

A deux pas de Saint-Honoré, au hameau de Tussy, promeneur matinal, vous verrez une jeune malade agenouillée au bord d'une fontaine : « Je t'apporte mon malheur, dit-elle, ô source, donne-moi ton bonheur ! » Bientôt elle se relève et jette en arrière son offrande : une menue monnaie, un œuf, une simple épingle..., puis elle s'éloigne furtivement. Se voit-elle découverte, le charme est rompu.

A Onlay, le 15 d'août, les jeunes mères viennent en foule baigner leur sein à la fontaine de la *Bonne-Dame*, pour obtenir un lait abondant ; elles montent ensuite à l'église, bâtie sur les ruines d'un ancien temple, et déposent une offrande aux pieds de la Sainte-Vierge, associant ainsi l'antique culte des Déesses-Maires et la dévotion à la mère de Dieu. Abondance de grâces ne saurait nuire.

Incantations, remèdes magiques, nos sorciers du Morvan les conservent en plus grand nombre que n'ont fait Caton, Pline, et même Marcellus de Bordeaux, le médecin du quatrième siècle, qui confesse naïvement les tenir des bonnes gens de la campagne. S'agit-il d'une douleur de tête, une bandelette de papier-vierge et ces mots l'*Athena! Athena!* (Athèné, Athèné) en auront promptement raison. C'est un ressouvenir de la migraine de Jupiter et de la naissance de Minerve.

Faut-il arrêter le sang d'une blessure, conjurer un mal d'yeux (ils nomment ceci *tirer la maille*) faut-il *charmer* les convulsions d'un enfant, réduire une foulure, remettre en place le *crochet de l'estomac?* Ils ont des *paroles* pour tous ces cas; ils en ont pour se faire suivre des loups, pour faire perdre aux chiens la piste d'une bête de chasse; ils en ont cent autres encore. Formules bizarres, parfaitement inintelligibles pour ceux-mêmes qui les emploient, mais dans lesquelles on retrouve pêle-mêle du grec, du latin et du celtique.

Les sources de Saint-Honoré, douées de vertus réelles et puissantes, furent, on le peut croire, connues et fréquentées de toute antiquité. Des médailles romaines y ont été recueillies en grand nombre ; elles remontent jusqu'au règne de Tibère. Chose singulière, parmi tant d'ex-voto, pas une seule pièce gauloise. Cependant il existe un grand nombre de monnaies frappées par des chefs indigènes, même contemporains de Jules César ; sous Tibère l'élément gaulois était-il donc déjà réduit à ne se manifester par aucun signe extérieur capable de rappeler l'indépendance perdue.

Saint-Honoré est bien l'*Aquis Alisencii* (1) de

(1) Dans les deux premières éditions de ces notes, nous avons écrit *Aquis Nisinœi*, leçon proposée par Bacon, d'après Aymoin — édition de Venise 1500 —

la carte de Peutinger ; — c'est ainsi qu'on nomme un très-ancien itinéraire qui retrace toutes les routes militaires de l'empire au temps de Théodose et que des archéologues font remonter à l'an 200 de l'ère chrétienne, il fut remis en lumière au commencement du seizième siècle par le savant dont il a gardé le nom. — Les

acceptée par M Hase et reproduite sur un calque dont nous nous sommes servi Le résumé du travail de la commission de la topographie des Gaules, œuvre de M. Alex Bertrand, porte page 24, ligne 15 :

« La commission lit sur la table *Aquis Alisencii* et
« non pas *Aquis Nisencii* ainsi qu'on lit ordinaire-
« ment Or, en cherchant dans la direction d'Autun à
« Decise, à trente-deux lieues gauloises d'Autun,
« comme l'indique la table, un établissement thermal
« situé sur une voie romaine, on tombe justement à
« Saint-Honoré... L'itinéraire (d'Antonin) remplace
« les Aquæ Alisenciæ par Alisincum, qui se retrouve
« aisément dans Anisy, près Saint-Honoré. La pré-
« sence d'une localité voisine des eaux et leur don-
« nant son nom n'est pas d'ailleurs un fait isolé ; plu-
« sieurs exemples de ce genre ont été signalés déjà
• par divers archéologues. » Cette attribution est aussi la nôtre, nous nous rallions donc à la nouvelle leçon.

villes, les camps, les châteaux, les stations thermales y sont indiquées par des signes spéciaux.
Si l'on relève sur cette carte les deux voies
romaines qui, partant d'Autun, contournent le
mont Beuvray au nord et au sud, et dont la
première traverse Saint-Honoré même, si l'on
applique ce calque sur une carte moderne où ces
deux voies seront retracées, on constate entre
l'*Aquis-Alisencii* de la table théodosienne et le
bourg actuel de Saint-Honoré une coïncidence
qui exclut toute autre attribution. Pareillement,
sur la voie du sud, *Aquis Bormonis*, longtemps
confondu avec nos thermes, ne saurait convenir
qu'à Bourbon-Lancy, qui possède une inscription dédiée aux génies du lieu : *Bormoni et
Damonae*.

Nous serions tenté de croire que César ouvrit
ces routes et jeta les premiers fondements des
thermes en 702 de Rome, l'année même de la
chute d'Alise. Au début de cette mémorable
campagne, le manque de communications l'avait

fort gêné dans ses mouvements, et finalement lui avait fait perdre à Nevers (*Noviodunum*) les otages de la Gaule, le trésor et les immenses approvisionnements de son armée. Un peu plus tard, victorieux et fortement établi au Beuvray, dans l'*oppidum* des Eduens qui commandait à toute la contrée, l'un de ses premiers soins dut être de s'assurer pour l'avenir un facile accès vers l'Arvernie et vers la basse Loire. Des sources chaudes se rencontrant sur ce double parcours, les goûts bien connus des Romains nous garantissent qu'elles furent immédiatement utilisées.

Nous ne prétendons point que César ait campé avec tout son monde sur le plateau du Beuvray, au milieu des neiges et à huit cents mètres d'altitude; dès cette époque il put exister sur l'emplacement actuel d'Autun, une ville qui devint riche et puissante sous les Césars. Le conquérant des Gaules y passa l'hiver de l'an 702, nous l'accorderons si l'on veut; mais nous ne saurions admettre qu'il n'ait pas occupé et gardé cette position dominante, entourée de forêts profondes et abondamment pourvue d'eau, que la tradition corroborée par les témoignages historiques désigne comme la primitive citadelle de la confédération Eduenne.

Quand ils ont éprouvé un échec, nous voyons les Gaulois chercher invariablement leur refuge sur les sommets les plus élevés ; celui-ci pouvait devenir le point de ralliement des débris encore redoutables de l'armée confédérée.

On a dit des fortifications du Beuvray qu'elles n'affectaient point la forme accoutumée des camps romains, qu'elles appartenaient à l'époque mérovingienne ; ces questions ont été traitées avec une grande autorité par M. Bulliot dans un ouvrage cité plus bas ; nous-même y reviendrons à l'occasion de notre excursion au Beuvray.

Une localité voisine de Saint-Honoré est nommée *Alisincum* dans l'itinéraire *d'Antonin* ; ce

nom nous rappelle encore Alise et les malheureux prisonniers si libéralement distribués par
César après la défaite de Vercingétorix. On est
d'accord aujourd'hui que *Sarmaticum* (Sermages), *Boïanum* (Bous), lieux voisins de
Moulins-Engilbert, reçurent jadis des colonies
de Sarmates, de Boïens ; serait-il plus invrai-
semblable de placer à Alisincum le lieu d'exil
des vaincus d'Alise, employés, suivant l'usage du
temps, aux travaux qui s'exécutaient de ce côté ?

Disons-le sans détour, l'attribution d'Alisincum est une pure conjecture, et nous ne saurions
apporter à l'appui d'autre démonstration que
cette analogie acceptée pour les nombreuses
colonies de Boïens, Dalmates, Marcomans, Sau-
romates ou Sarmates colloqués à diverses époques sur le territoire éduen. Alisincum, est
actuellement représenté par Anisy, à dix kilomètres de Saint-Honoré : on y trouve de nombreux débris gallo-romains (1).

(1) En un grand nombre de lieux anciens ayant *Al*

Notre grand géographe d'Anville, qui publia sa notice des Gaules au milieu du dix-huitième siècle, n'eut pas connaissance des sources thermales de Saint-Honoré, encore enfouies dans la vase ; en outre, il place Aquis-Bormonis à Bourbon - l'Archambault. M. de Walckenaer, auteur de travaux si persévérants sur la géographie ancienne des Gaules cisalpine et transalpine, veut qu'on supplée Alisincum à Aquis-Alisencii dans l'itinéraire de Decetia (Decise) à Augustodunum (Autun), et reporte nos thermes à Bourbon-Lancy. L'erreur ici est flagrante et les distances ne sauraient concorder, soit qu'on les calcule en milles romains de 1,500 mètres, soit qu'on préfère la lieue gauloise de 2,250 mètres. Qu'on en juge : on lit à la page 68,

pour racine, nous retrouvons des vestiges celtiques ou gallo-romains

Alais (Gard), Alasc (Lozère), Alaise (Doubs), Alise, Aloxe (Côte-d'Or), Alusc (Saône-et-Loire), Alisinum (Nièvre), etc.

Nous allons, on le voit, au-devant des critiques.

tome III de l'*Analyse des itinéraires* , table
théodosienne, seg^t 1 et 2 :

Route d'Augustodunum *(Autun)* à Decetia *(Decize)*.
Augustodunum,   Autun.
Boxum . . . . . 8 lieues gauloises, Buis.
Aquis-Nisencii . 22   —   Bourbon-Lancy.
Degena. 14   —   Decize.

      TOTAL . . . 44 lieues gauloises ou 99 kilomètres.

Il faut, dans cette supposition , faire un long
détour et suivre la Loire depuis Bourbon-Lancy
pour atteindre Decize.

Au contraire, en suivant la voie qui traverse
Saint-Honoré, et en restituant Aquis-Alisencii à
ce dernier lieu nous avons :

Decetia   Decize.
Aquis-Alisencii. . - 14   Saint-Honoré.
Augustodunum . 22   Autun.

      TOTAL . . . 36 lieues gauloises ou
81,000 mètres , ce qui est bien la véritable

distance d'Autun à Decize par la ligne directe.
Nous plaçons Boxum au Beuvray, au pied de la
montagne.

On a cherché une similitude entre Aquis-
Nisencii et la prononciation fautive Bourbon-
Nancy ; l'appellation de ce dernier lieu vient en
réalité de Bormonia ou Bormo, divinité topique,
et de Ancy, seigneur du dixième siècle, qui
restaura le château des Thermes de la voie du
sud. La véritable orthographe, celle des vieux
titres, est Bourbon-l'Ancy.

« Ancy, Ancel, Ancérick, Anceau, Anceaume,
était petit-fils d'Adhémar, auquel Charles-le-
Simple donna, en 911, le *castellum de Thermis
prope Ligerim* ; son père, Aymon, lui légua
en 953 le château des Thermes, en instituant
pour légataire universel Archambault ou Ar-
kimbald, qui donna son nom à Bourbon-l'Archambault.

Ancérick, signataire de chartes en 945, 977,
999, et fondateur du prieuré de Saint-Nazaire

de Bourbon en 1030, aurait donc vécu un siècle.

On trouve son nom ainsi latinisé : Anselmus, Ansericus, Anseisus, Anselicus ; on trouve aussi Borbonium-Ancelmium , Anselli , Bourbon-l'Anceaume , Ensy , Nansy , Lancis , Lanceis, etc. (*Note communiquée par M. le docteur Robert, de Bourbon-Lancy.*)»

A quelle époque remonte le nom inscrit sur la table théodosienne ? Nous ne saurions le dire ; un fragment d'inscription antique relevé par nous sur le mur occidental de l'église est ainsi conçu :

(M) ILVIVS

....AEDEM

....OMNIB

....NISDO

POSVIT

Milvius fut-il le fondateur ou simplement le restaurateur des thermes, s'agit-il ici d'un édifice

public ou d'une construction privée, ces questions restent pendantes ; les types de l'inscription
sont d'un beau style et d'une bonne époque.

Aymoin, un de nos vieux chroniqueurs, rapporte que Caïus Antistius Reginus, chef des
vétérans de César en Nivernie, conduisit aux
thermes d'Alisencium ses hommes infectés d'une
horrible lèpre. A notre avis, Antistius serait ce
lieutenant qui, devant Alise, soutint avec Caninius Rebilus le principal choc de l'armée de
secours commandée par l'Arverne Vergasilaun,
proche parent de Vercingétorix. On ne le voit
plus dans la suite de la vie de César ; peut-être
garda-t-il un commandement dans les Gaules
jusqu'à l'époque où nous retrouvons son nom
parmi ceux des triumvirs monétaires d'Auguste.

Il serait précieux , pour notre attribution
d'Alisincium , de posséder les preuves authen-
tiques de la présence et du séjour d'Antistius
dans le voisinage des vaincus d'Alise ; ces
preuves, le religieux de Fleury-sur-Loire les

possédait-il au onzième siècle quand il écrivait son livre *Des Antiquités de l'Église* ; en tout cas, il était bien placé pour connaître ce qui restait des thermes à cette époque. Il décrit le monument en homme sûr de son fait, et donne des détails de construction parfaitement justifiés par les découvertes modernes.

On a dit aussi, d'après l'*Illustre Orbandale* de Berthaud, que Probus, puis Constantin, étaient venus aux eaux d'Alisencium. Assurément le passage des deux empereurs sur cette grande voie stratégique n'aurait eu rien d'extraordinaire, non plus que leur séjour dans une station de cette importance ; toutefois, ceux qui auront le courage de lire jusqu'au bout les deux énormes volumes dont nous venons de donner le titre, resteront convaincus que rien dans cet ouvrage n'intéresse nos thermes, et que le récit de Berthaud concerne uniquement le *castrum de Cabilo*, c'est-à-dire Châlon-sur-Saône.

Les constructions en bois usitées avant la conquête n'ont laissé que des cendres ; d'ailleurs pour retrouver quelques vestiges de l'époque celtique, il faudrait fouiller profondément , traverser les *strata* romains et la couche d'argile sur laquelle ils reposent. d'ordinaire ; c'est en procédant de la sorte, qu'à Saint-Révérien nous avons exhumé des haches, des poteries noires et des monnaies gauloises enfouies à plus de deux mètres au-dessous des ruines gallo romaines.

Ces dernières abondent à Saint-Honoré et sont presque au niveau du sol ; elles commencent aux environs de l'église, occupent tout le massif du bourg et se prolongent à l'ouest, en suivant la voie romaine, jusqu'à l'entrée des bois.

Deux ruisseaux, bien amoindris depuis la destruction des grandes forêts, venaient au nord et au sud mêler leurs eaux à celles des sources chaudes ; ils furent détournés et contenus au moyen d'une digue encore apparente ; un béton très-épais, dur comme le granit, isola les sources et les préserva désormais de tout mélange.

Cette grande station, dont les derniers débris attestent encore la splendeur, partagea le sort de toute la contrée. Très-fréquentée aussi long-temps que l'empire demeura fort et respecté, l'on s'en éloigna, puis on y revint, suivant que le pays eut à subir les invasions et les révoltes, ou qu'il fut momentanément pacifié.

Dans son savant traité du *Système défensif des Romains dans le pays éduen*, M. Bulliot, signa-lant plusieurs interruptions dans les suites des médailles retrouvées au fond des sources de Saint-Honoré, démontre que ces lacunes corres-pondent exactement aux perturbations survenues en Gaule du premier au cinquième siècle.

Le passage de saint Martin par le Morvan, en 376, éclaire un instant notre histoire, après quoi les ténèbres se font de plus en plus épaisses. jusqu'à la grande invasion.

Les Bourguignons, les Francs laissent debout quelques châteaux, quelques fermes; mais les bras manquent aux cultures et les forêts empiètent de jour en jour sur les champs délaissés. Au sixième siècle ces mots : lieux vagues, solitudes, déserts du Morvan servent généralement à caractériser l'état de notre contrée.

Vers le milieu de ce même siècle, saint Germain de Paris venait parfois visiter sa famille, qui habitait une villa près de Lusy, à Mazille; comme il traversait le Morvan avec l'escorte qui convenait à un grand évêque et à l'ami des rois, des démons, dit la légende, accouraient à son encontre, lui criant : « Homme de Dieu, si tu nous chasses de lieux habitables, permets du moins que nous abritions notre misère au fond de ces déserts!» Les démons étaient vraisemblablement de malheureux païens, peut-être des druides, rejetés dans la vie quasi-sauvage par la famine et par les persécutions.

Aux premières années du septième siècle le Morvan semble renaître : la descendance des conquérants germaniques s'est à peu près fondue dans les populations indigènes ; le long règne de Gontran, le plus puissant des descendants de Clotaire Ier, a laissé respirer ce pays ; la paix règne momentanément entre les princes mérovingiens ; en Bourgogne, Brunehaut tient le sceptre sous le nom de ses petits-fils et favorise la réaction gallo-romaine.

Cette grande reine affectionne entre toutes la ville d'Autun, dont les mœurs religieuses et polies lui rappellent l'Espagne et la brillante cour de Tolède. Elle fonde de riches monastères qui conserveront jusqu'à nos jours les restes des temples d'Augustodunum, les édifices civils sont restaurés, les voies anciennes réparées, on ouvre des routes nouvelles ; de grandes fermes surgissent, dont la plus grande part appartient aux églises et aux communautés religieuses. C'est à vrai dire le patrimoine des pauvres, des pélerins, des voyageurs, qui trouvent dans les maisons d'hospitalité annexées aux monastères et aux principales églises des secours gratuits de toute nature, que sans cela ils ne pourraient se procurer à aucun prix.

Trois villes du Morvan : Château-Chinon, Moulins-Engilbert et Luzy, ont gardé le nom des castels, qui, dès cette époque, offraient à quelques familles d'artisans et de cultivateurs la protection de leurs fortes murailles.

En ce temps de restaurations générales, nous ne retrouvons aucun souvenir des eaux d'Alisencium. Sans doute il en restait des débris considérables, sans doute encore les habitants du voisinage n'avaient point perdu la coutume d'y venir ; mais nous croyons que leur existence, comme établissement public, ne dépassa guère l'an 480, passé lequel il ne resta plus rien aux Romains dans les Gaules. Nous insistons sur ce point contre l'opinion de certains auteurs qui font subsister nos thermes jusqu'aux invasions des Sarrasins (731). Ces hordes ont-elles traversé notre pays ; il nous semble difficile de l'admettre en présence des textes formels qui les montrent se dirigeant d'Autun sur Saulieu et de là sur des contrées plus opulentes.

Passées du domaine impérial à celui des chefs de la conquête, nos ruines et leurs dépendances tombèrent par la suite aux mains de la féodalité.

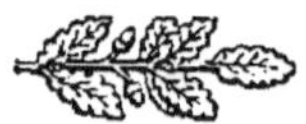

Il nous faut maintenant traverser trois siècles et arriver au terrible an 1000. Deux grandes familles se partageaient alors tout ce côté du pays, à savoir : dans la plaine, les sires de Châtillon-en-Bazois, issus des comtes de Nevers, et dans la montagne les puissants barons de Glenne et de Laroche-Milay. Glenn est celtique et signifie vallée, Castrum-Glanæ le château de la vallée ; on en voit encore des vestiges. Par la suite, une alliance réunit dans la même main tous ces vastes domaines

La fin du dixième siècle et tout le onzième furent, comme l'on sait, féconds en fondations pieuses ; on avait beaucoup donné par peur de la catastrophe millénaire, la date fatale passée on donna par reconnaissance ; les croisades activèrent encore cette ferveur. Donc, vers 1010, Hugues de Châtillon, voulant payer sa dette à Dieu, fonda pour le remède de son âme, sur sa terre de La Montagne, une église et un prieuré. L'église ne tarda point à être érigée en paroisse ; le prieuré, donné aux Bénédictins de La Charité-sur-Loire, fut placé sous le patronage de saint Honoré. Les ruines des thermes firent partie de la dotation et fournirent les matériaux des deux édifices. Actuellement encore on peut voir dans les murs de l'église un grand nombre de moellons de petit appareil romain ; plusieurs ont subi l'action du feu, soit à l'époque de la destruction des thermes, soit en 1570, quand l'édifice fut incendié par les huguenots. Lors de la reconstruction, en 1602, on plaça dans le mur occidental, au-dessus de la principale entrée, le curieux fragment d'inscription que nous avons rapporté ; puisse un heureux hasard nous rendre la portion qui manque !

Née dé La Rochelle reporte la fondation de l'église et du prieuré de Saint-Honoré aux premières années du douzième siècle. Sans vouloir infirmer en rien l'autorité de l'historien nivernais, nous ferons observer que le prieuré de Saint-Honoré et celui de Semelay ont été fondés par le même personnage ; or, la possession de Semelay par Cluny, dès le onzième siècle, est établie par des preuves irrécusables que nous rapporterons plus loin.

Mis en possession des sources, soit que leur intention fût d'en interdire l'accès et d'abolir les superstitions qui pouvaient s'y pratiquer encore, soit qu'ils voulussent simplement tirer meilleur parti de leur bien, les moines amenèrent dans l'intérieur de la digue les deux ruisseaux jadis détournés; l'emplacement actuel du parc fut converti en un étang, au bas duquel on bâtit un moulin; de ce jour jusqu'à la fin du dix-huitième siècle, la vase et les alluvions s'amoncelèrent à l'envi au-dessus des travaux romains.

Mais, en dépit des précautions des bons pères, les chaleurs de l'été diminuant sensiblement les ruisseaux, les sources, pour un temps, demeuraient à découvert; elles devenaient, dit-on, le refuge d'une myriade de reptiles. Malgré les incommodités d'un pareil voisinage et confiants en la tradition qui affirmait la vertu de ces eaux, les gens des alentours, atteints d'affections rhumatismales ou cutanées, n'hésitaient point à se plonger dans la vase saturée de matières minérales; beaucoup s'en retournaient sains et dispos.

On recueillait aussi du limon et des fucus fort vantés pour le traitement de certaine éruption, souvenir des croisades, appelée en idiome morvandeau *geudre*, c'est-à-dire *mal de Judée*, du vieux mot *geû*, signifiant juif au moyen-âge. Maintenant encore il n'est pas rare de voir de braves gens amassant, dans le trop-plein des sources, ample provision de ces fucus qu'ils nomment des mousses d'eau.

Le 24 juin 1773 un épouvantable orage fondit sur Saint-Honoré ; la météorologie en a consigné le souvenir dans ses annales ; l'air était en feu, des nuages livides et sulfureux semblaient rouler à la surface du sol ; des grêlons énormes hachaient les récoltes, la trombe déracinait les plus gros arbres ou les brisait comme fétus. La halle seigneuriale, située derrière le château, ayant été frappée de la foudre, sa couverture de chaume fut transportée tout en feu à plus de cinq cents mètres, au hameau de Clusebardenne qu'elle incendia ; le château lui-même fut ébranlé jusqu'en ses fondements. Les ruisseaux, transformés en torrents furieux, emportèrent les sept grands étangs de la seigneurie et tous ceux du voisinage ; celui du prieuré, comblé de terre et de boue, ne fut point rétabli.

Les sources thermales des deux étages formèrent dès lors un petit bassin fort apprécié des habitants du bourg. Il servait de lavoir durant la froidure, on s'y baignait en été, on y mettait rouir le chanvre en automne. Des savants se procurèrent de cette eau et en firent l'analyse ; la science confirma la bonne opinion des gens du village.

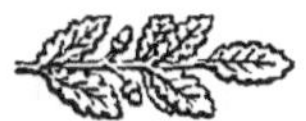

Les choses étaient à point ; on ne s'occupait guère plus de Saint-Honoré que des autres fontaines également thermales et sulfureuses, mais bien moins abondantes, qui existent aux environs, quand arriva, vers 1812, un médecin nommé M. Bacon-Tacon qui acheta les sources et quelques ares de terrain à l'entour. M. Bacon-Tacon, disons-nous, était médecin, il était de plus archéologue passionné, chose assez rare à cette époque. Attaché au service médical de Catherine II, il avait demeuré en Russie jusqu'à la mort de l'impératrice arrivée en 1796; plus tard il parcourut l'Allemagne, visitant les universités et les collections scientifiques; à son retour en France il publia en deux volumes in-8º ses recherches sur les origines celtiques. C'était un beau vieillard dont le grand **air et** le costume rappelaient bien la cour où il **avait** vécu.

Dans la poussière des bibliothèques d'outre-Rhin il avait trouvé, disait-il, de précieux documents concernant l'antique établissement situé aux portes de Saint-Honoré; il venait lui rendre son ancien lustre. De quelle nature étaient ces documents mystérieux, lui seul le sut. Appartenaient-ils aux premiers siècles de l'ère chrétienne, comme la table de Peutinger, si longtemps oubliée dans un couvent d'Allemagne; avait-il simplement rencontré un des nnombrables mémoires publiés au dix-septième siècle par Jean du Chatelet, baron d'Auffembach et de Beausoleil, et par sa courageuse compagne Martine de Berthereau, dont M. Louis Figuier, dans son *Histoire du merveilleux*, a si bien dit les diverses fortunes. Qui parcoururent ensemble toute l'Europe et une partie du Nouveau-Monde, cherchant et faisant connaître carrières, mines, eaux minérales ; et qui furent récompensés de leurs éminents services par la ruine et la prison, expiant jusqu'à la mort le malheur d'avoir déplu au terrible cardinal de Richelieu, et le tort non moins grand d'être venus un siècle trop tôt.

Bacon-Tacon réunit les sources de l'étage inférieur, sans pénétrer toutefois jusqu'aux travaux romains ; une piscine, divisée en compartiments par des cloisons de bois, tint lieu de baignoires, au-dessus on disposa quelques logements. Une gaîne en douves, que le docteur appelait l'*homme debout*, élevait l'eau de la source supérieure à deux mètres au-dessus du sol , constituant ainsi le plus primitif des systèmes de douches.

Comme du Chatelet, Bacon vint avant l'heure propice ; des routes si nombreuses qui sillonnent aujourd'hui cette partie du département, aucune n'existait en 1812 ; le cheval de selle et la voiture à bœufs étaient les seuls moyens de transport. On se souvient encore d'un grand chariot attelé de quatre bœufs blancs, conduit par Ginot dont nous enregistrons le nom pour la postérité ; au moyen de ce puissant véhicule, la bonne et vénérée marquise d'Espeuilles visitait son voisinage à raison de trois kilomètres à l'heure. Actuellement, le trajet de Nevers à Saint-Honoré, aller et retour, se fait entre le lever et le coucher du soleil ; en ce temps-là, il fallait deux grandes journées et une solide monture.

Néanmoins, quelques personnes, surmontant tous les obstacles, vinrent à Saint-Honoré et s'en trouvèrent à merveille ; mais bientôt les désastres qui suivirent 1813 paralysèrent l'essor du naissant établissement. A quatorze siècles de distance, les échos d'Alisencium retentirent une fois encore du cri de guerre des Germains. Bacon n'était pas riche, au retour des temps plus calmes il se trouva complètement ruiné.

Il lutta longtemps, en proie au chagrin le plus poignant, aux privations les plus dures. Son fils, sa belle-fille vinrent à leur tour et n'eurent pas meilleure chance. Leur misère était navrante, la femme faisait le service des baigneurs ; des pommes de terre cuites à l'eau constituaient toute la nourriture de la triste famille. Bacon reparut un instant, il avait en l'avenir de Saint-Honoré une foi inébranlable ; quelqu'un le surprit un jour partageant son trop frugal repas avec un grand chien de Sibérie, fidèle compagnon de sa fortune. « Voyez, dit-il, mon pauvre chien vit bien mal, et moi je vis comme un chien ; pourtant, nous gardons des trésors. » Cependant

le vendeur des sources, qui n'était pas entièrement payé, et un M. Dandrillon qui avait placé
des fonds dans l'entreprise, harcelaient sans
relâche le malheureux docteur ; il fallut, à bref
délai , les désintéresser ou déguerpir. Une
suprême ressource, souvenir des jours heureux,
restait à Bacon : une boîte enrichie de brillants
qui lui avait été remise au nom de l'impératrice
Catherine ; vint l'heure de s'en séparer. On
porta l'écrin au plus prochain lapidaire......
Hélas ! les diamants étaient du stras. A qui
voudrait vérifier ce trait de mœurs, nous dirons
que la boîte était encore entre les mains d'un
honorable habitant de Moulins-Engilbert il y a
peu d'années.

Ce fut le coup de grâce. M. Dandrillon solda
le vendeur et se fit adjuger tous les travaux de
Bacon ; celui-ci mit à l'encan le peu de mobilier
qui lui restait, son beau linge de Saxe jusqu'à
la dernière pièce, puis il partit suivi de son bon
chien, n'emportant pas même l'espérance.

M. Dandrillon plaça dans la maison un gardien chargé en même temps de percevoir le prix des bains ; les malades restés fidèles aux sources de Saint-Honoré se logeaient au bourg, qui offrait alors très-peu de ressources. Chacun s'ingéniait à conjurer l'ennui, et chaque jour voyait s'organiser une excursion nouvelle à laquelle s'associait la jeunesse des alentours ; ce fut le bon temps des joyeuses chevauchées au vieux château de la Montagne.

Les abords des sources étant à peu près délaissés, M. le marquis Antoine d'Espeuilles y fit faire des recherches à son compte et trouva la partie supérieure des bains romains : cette découverte eut lieu le 29 septembre 1820, jour marqué dans les fastes de France par la naissance de Monseigneur le duc de Bordeaux.

Ce fut alors qu'on déblaya le bassin de recette des eaux de la crevasse, la partie la plus ornée des travaux antiques. On y voyait quatre saillies semi-circulaires, renfermant autant de piédestaux

revêtus de marbre blanc ; le sol était dallé de
ce même marbre, qu'on suppose avoir été tiré
de Champrobert (*campus Roth-Berthi*) ; hameau
peu distant de Saint-Honoré et chef d'un fief
très-ancien. Ce réservoir renfermait cinq bassins
peu profonds, trois circulaires et deux carrés,
taillés dans le béton ; ils furent entourés de
huttes en planches, le champ voisin fournit les
genêts de la toiture ; un de nos rudes ancêtres
revenant en ces lieux après vingt siècles ne s'y
fût pas trouvé trop dépaysé.

Plus tard, en 1828, M. Dandrillon céda ses
droits à une société de grands propriétaires
formée au sein du conseil général de la Nièvre ;
on entreprit alors des déblais considérables qui
emportèrent la maison de Bacon-Tacon. En
1829, on construisit pour les baigneurs un logement actuellement réuni à l'hôtel des bains.
Mais bientôt le chiffre des dépenses prévues
effraya certains actionnaires, certains autres
soulevèrent des difficultés qui entravèrent la

marche de l'affaire; la révolution de 1830 ne fit qu'augmenter les embarras de la société. Elle croula et, en 1837, M. le marquis Théodore d'Espeuilles acheta l'établissement à la barre du tribunal de Nevers.

Les fouilles, reprises en 1838, mirent à découvert l'ensemble des thermes antiques : tout le bassin inférieur de recette des sources dites de la Marquise, sept puits communiquant entre eux par un canal revêtu de marbre, une piscine, un dallage de calcaire compacte ou pierre lithographique; on reconnut à ses piles de briques rondes, à ses conduits de chaleur verticalement disposés l'*hypocauste*, foyer souterrain destiné à chauffer l'ensemble de l'édifice ; un *impluvium* régnant à l'entour du réservoir isolait les eaux froides provenant soit des pluies, soit des suintements du rocher.

On put se convaincre qu'en poursuivant les travaux on retrouverait un jour les accessoires accoutumés des thermes romains : le vestiaire, *vestiarium ;* la chambre d'attente, *tepidarium ;* les salles d'air chaud, *caldarium ;* et de vapeurs, *vaporarium ;* on entrevit l'escalier qui devait y conduire. Au fond du puits Marquise, d'où jaillit la source, on recueillit les nombreuses médailles dont il a été parlé (1).

Cette fois, chaque puits fut garni d'un tonneau à claire-voie servant de baignoire et coiffé d'une guérite recouverte en tuiles. La maison et les bains restèrent jusqu'en 1851 confiés à la garde du ménage Billault, braves gens qui depuis ont construit à l'orée des bois un petit hôtel, où l'on trouve un grand calme et de bons soins.

(1) Au moment où nous mettons sous presse, on vient de trouver une tête de statue en marbre blanc ; les cheveux sont séparés en bandeaux, le front est orné d'un diadème. En même temps on retire d'une fouille dans le village des débris de mosaïque, des fragments de poteries rouges, notable portion d'un vase antique en verre bleu.

Cependant, grâce aux progrès du siècle, notre contrée était devenue plus accessible ; d'excellentes routes mettaient Saint-Honoré en communication journalière avec Autun, Château-Chinon, Clamecy, Nevers. On nous promettait des chemins de fer ; les baigneurs arrivaient de plus en plus nombreux à ces sources qui, de l'avis des médecins, peuvent remplacer les Eaux-Bonnes, épargner à un grand nombre de malades les fatigues et les frais d'un long voyage et leur offrir en outre un climat préservé des brusques variations atmosphériques.

Des artistes, gent aventureuse, avaient découvert au centre de la France des eaux vives, de frais ombrages, des sites admirables ; une petite Suisse, moins les glaciers, les neiges éternelles et les légions de touristes : c'était le Morvan, et l'on voulut bien convenir qu'il avait du bon.

Dans ces conditions nouvelles, il fut décidé qu'on fonderait à Saint-Honoré une station thermale de premier ordre, aucune dépense utile n'y serait épargnée. Un savant chimiste ferait aux sources mêmes une nouvelle analyse des eaux ; un ingénieur en chef des mines, auteur des grands travaux exécutés aux Pyrénées et à Vichy, donnerait les plans et pousserait le captage bien au-delà des travaux romains, jusqu'au cœur du rocher. L'analyse de M. Ossian Henri est de 1851 ; dès que la composition des eaux fut bien connue, les travaux de déblai commencèrent ; ils durèrent près de deux années.

Ceci, disons-nous, se passait en 1851, au lendemain de nos discordes civiles. En créant ce bel établissement, où les pauvres ne sont point oubliés, en ouvrant ces ateliers qui contribuèrent puissamment à ramener à l'ordre, par le travail, des populations encore frémissantes, M. le marquis Théodore d'Espeuilles trouva un noble emploi de sa grande fortune et mérita bien du pays. Le temps, croyons-nous, se chargera de prouver aussi qu'au point de vue de ses intérêts il fit une excellente opération. Le captage des sources et la masse des constructions furent exécutées en 1854; dès l'année suivante on put recevoir les baigneurs.

Actuellement, à dix années de distance, le premier hôtel et les nombreux logements du bourg ne suffisant plus, il a fallu construire un second hôtel plus vaste que l'ancien, non moins rapproché des sources et doté de tout le confort que réclame notre époque.

A l'ombre du somptueux édifice se cache un petit châlet; on nous permettra de n'en point médire ici.

Saint-Honoré possède un bureau de poste, une station télégraphique, des maisons de commerce en tout genre et fort bien fournies. Avant peu le modeste village aura fait place à une charmante petite ville, et le quartier des thermes en sera l'élégant faubourg.

G. CHARLEUF.

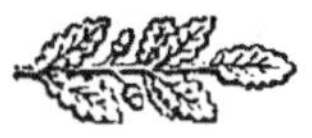

DESCRIPTION
DE L'ÉTABLISSEMENT,

L'établissement actuel de St-Honoré est situé
à 272 mètres au-dessus du niveau de la mer,
sur l'emplacement qu'occupaient les anciens
thermes romains.

C'est un vaste bâtiment qui présente 56 mètres
de façade tournée à l'ouest et qui est composé
d'une salle centrale, de salles d'inhalation et de
deux galeries dont l'une est dirigée vers le nord
et l'autre vers le sud.

Il est facile de voir par l'examen du plan
que deux ailes semblables et symétriques pourront être ajoutées alors que les besoins du
service l'exigeront.

Un grand portique vitré donne accès à la salle
centrale qui sert de promenoir et de salle
d'attente, elle a dix mètres de largeur sur onze
de profondeur.

Immédiatement après apparaissent les salles d'inhalation, séparées de la précédente par un vitrage qui occupe toute la cloison ; on y monte par un escalier de huit marches, de chaque côté duquel coulent les buvettes.

A droite et à gauche, s'ouvrent les galeries dont nous avons parlé et dans lesquelles sont placés les cabinets de bains et de douches, une piscine, deux chauffoirs et tous les appareils employés en hydrothérapie thermale.

Plusieurs cabinets sont exclusivement consacrés à la médication hydrothérapique elle-même.

Du milieu de chacune de ces galeries, part un escalier qui conduit au premier étage où se trouvent les réservoirs en bâches, placés directement au-dessus des cabinets de douches.

Le cabinet de consultations du médecin inspecteur et des appartements disposés pour les malades qui recherchent le voisinage immédiat des sources occupent la partie postérieure et le premier étage de l'établissement.

Je ne parlerai point ici de nos salles d'inhalation qui seront l'objet d'une étude détaillée dans la partie de ce guide consacrée au traitement des affections pulmonaires.

Au nord de l'établissement et à quelques mètres de distance, est un second bâtiment dans lequel sont installés au rez-de-chaussée le *vaporarium* et les *douches de vapeur*.

Les appareils sont alimentés par deux générateurs puissants, qui mettent en mouvement la machine destinée à monter l'eau des douches dans d'immenses réservoirs placés à l'étage supérieur.

La vapeur, après avoir été utilisée comme force motrice et avant d'aller à l'aide de serpentins élever la température de l'eau dans les réservoirs dont j'ai parlé, vient réchauffer une vaste salle dans laquelle se trouvent des lits de repos, destinés aux malades qui, en sortant du vaporarium ou des douches, ne veulent pas se faire immédiatement transporter à l'hôtel.

SOURCES DE ST-HONORÉ

D'après les auteurs, il existe à St-Honoré cinq sources, donnant de 930 à 960 mètres cubes d'eau par 24 heures :

> La source de la *Crevasse*,
> —   de l'*Acacia*,
> —   des *Romains*,
> —   de la *Marquise*,
> —   de la *Grotte*.

La source de la *Grotte* n'est qu'un simple filet d'eau sulfureuse qui n'a point été capté d'une manière suffisante et qui du reste n'a jamais été utilisé.

Celle de la *Crevasse* et celle de l'*Acacia*, placées l'une près de l'autre, paraissent avoir une origine commune et une composition identique. Leur température est la même. Elles contiennent une quantité considérable d'hydrogène sulfuré.

L'eau de la source des *Romains* et de la *Marquise* est fournie par cinq puits situés sous l'établissement lui-même et placés quatre sur la même ligne à cinq mètres environ de distance l'un de l'autre. Le cinquième, celui de la *Marquise* est creusé à quelques mètres en avant.

Tous ces puits communiquent ensemble, au point que lors des travaux de construction de l'établissement actuel on put les vider tous en plaçant une pompe dans l'un d'eux.

L'eau de ces différents puits a la même température, l'analyse qualitative paraît absolument la même au point de vue des principes sulfureux et l'on y trouve une légère odeur d'acide sulfhydrique.

Les Puits Romains, qui existent encore aujourd'hui tels qu'ils ont été découverts, expliquent assez le nom donné à cette source, et si l'un d'eux a été nommé puits de la *Marquise*, c'est parce que avant la création de l'établissement il était destiné au service de madame la marquise d'Espeuilles.

En laissant de côté l'eau de la *Grotte*, nous n'aurons donc à nous occuper que de deux sources : la *Crevasse* placée à huit mètres environ de l'établissement et la source des *Romains* ou de la *Marquise* placée sous les salles d'inhalation elles-mêmes.

La première fortement chargée, je le répète, d'hydrogène sulfuré ayant une température de 26° centigrades.

La deuxième donnant une faible odeur d'hydrogène sulfuré et ayant une température de 31° centigrades.

Ce sont ces deux sources réunies qui donnent l'énorme quantité d'eau que l'on a comparée avec raison à une rivière sulfureuse.

PROPRIÉTÉS PHYSIQUES ET CHIMIQUES

L'eau des sources de Saint-Honoré, de nature alcaline et sulfureuse, est, au sortir du rocher, d'une transparence parfaite avec un léger reflet bleuâtre; elle est onctueuse, douce au toucher et sa saveur est alcalescente et hépatique. Cette dernière propriété est bien plus prononcée pour l'eau de la *Crevasse* que pour celle des *Romains*.

Quand on arrive à l'établissement, on sent une assez forte odeur d'hydrogène sulfuré qui est d'autant plus sensible que la pression barométrique est moindre.

L'acide hydrosulfurique se dégage avec une telle promptitude qu'il faut porter rapidement le verre à la bouche pour constater sa présence.

Thermalité. — La température des eaux thermales est en général très-mal comprise par les gens du monde. Que de fois, en effet, n'ai-je point entendu dire avec un certain air de dédain :

Les eaux de St-Honoré n'ont que 31° centigrades tandis que telle eau sulfureuse en a 43 et telle autre 50. Il ne faut point ignorer qu'il est très-avantageux pour les malades que la température des eaux minérales se rapproche le plus possible de celle des bains ordinaires.

Voyez en effet ce qui se passe dans les établissements où les eaux sulfureuses sont très-chaudes. Il est nécessaire de les recueillir dans d'immenses réservoirs pour les laisser refroidir, et comme il est impossible de les préserver du contact de l'air, une énorme déperdition de principes minéralisateurs est la conséquence de ce refroidissement.

Si le contraire a lieu, si les eaux sont naturellement froides, la même déperdition est le résultat des moyens mis en usage pour les porter à la température nécessaire à leur emploi.

Ces fâcheux inconvénients n'existent point à Saint-Honoré. Nous pouvons donner des bains dans la piscine, voire même dans les baignoires, en nous servant de l'eau à sa sortie de la source. Dans les cas où il est nécessaire d'élever la température de quelques degrés, il est facile de comprendre que nous pouvons y arriver rapidement par l'addition d'une très-petite quantité de notre eau chauffée à 80 ou 100 et que nous obtenons ce résultat sans perte sensible des principes actifs.

La température des eaux termales varie souvent à la suite de certains phénomènes météorologiques. Je ne connais pas d'observations qui relatent de pareils faits pour Saint-Honoré, et j'ai pu constater l'uniformité de la température des eaux pendant le violent orage qui, en 1861, porta la désolation dans toute la Nièvre.

***

ANALYSES CHIMIQUES.

Quand on examine l'eau dans les puits d'émergence, on voit des bulles de gaz se dégager par intermittences ; tantôt excessivement petites, elles s'élèvent en chapelets, tantôt elles se réunissent en une seule plus volumineuse, qui vient crever à la surface avec un certain bruit.

Après quelques minutes passées dans un bain, on peut remarquer aussi que tout le corps se trouve littéralement couvert de ces petites bulles, qui paraissent se fixer avec prédilection sur toutes les parties recouvertes de poils.

Si l'on recueille une certaine quantité de ces gaz on leur trouve une légère odeur sulfureuse, et voici leur composition, d'après M. Ossian Henri :

Acide sulfhydrique...............	fort peu sensible.
Acide carbonique...	
Azote	environ les 4/5 du volume d'eau.
Oxigène	très-peu.

Quand on plonge dans l'eau une pièce d'argent bien décapée, elle ne tarde pas à se brunir très-fortement, ce qui indique la présence du soufre, surtout à l'état de sulfure.

ANALYSE DES EAUX DE SAINT-HONORÉ.

La première analyse que nous connaissions est celle de Regnault, elle précéda celle de Vauquelin qui la trouvait très-bien faite pour le temps.

REGNAULT

Terre calcaire et alumineuse............ 0,067
Alcali minéral..................... 0,052
Sulfate de chaux................... 0.008
Sel marin 0,059
Silice.......................... 0,046

0,232

La deuxième est celle de Vauquelin, elle fut faite par ce professeur à la demande du docteur Bacon, propriétaire à cette époque des eaux de Saint-Honoré. N'oublions pas de signaler que ces analyses n'ont point été faites sur place :

VAUQUELIN 1813.

Carbonates	de potasse *sec*............	0,0625
	de chaux.................	0,0415
	de magnésie............	0,0335
Sulfate de soude *sec*................		0,0355
Chlorure de sodium.................		0,2545
Oxyde de fer.....................		0,0315
Silice..........................		0,0375
Perte..........................		0,0200

0.5145

Acide sulfhydrique .... indéterminé.

La troisième est de Boulanger et datée de 1838.

Boulanger 1838.

Acides........ { sulfhydrique.
carbonique.
azoté.

Carbonates.... { de potasse. 0,0614
de chaux 0,0028
de magnésie........... 0,002

Sulfate de soude...................... 0,002
Chlorure de sodium. 0,2555
Oxyde de fer 0,0001
Silice............................. 0,0522
Barégine 0,0025
                                      ———————
                                      0,3795

En 1851, M. le marquis Th. d'Espeuilles avant de créer l'établissement actuel de Saint-Honoré, désira qu'une nouvelle analyse des eaux fût exécutée aux sources mêmes, et il confia le soin de ce travail à M. Ossian Henry, membre de l'Académie et chef de ses travaux chimiques.

Voici quel en fut le résultat :

Eau de Saint-Honoré 1,000 grammes.   (1 litre).
Acide sulfhydrique libre 0,70
Acide carbonique libre. .... 1/9 du volume
Azote . . . . } indéterminés.
Traces d'oxygène. . . . . }
                                      ———————
        A Reporter. 0,70

<pre>
          Report.   0,70
Bicarbonates de chaux. . . . .⎰
    —   de magnésie. . . . . . .⎱ 0,098
    —   de soude et de potasse . . .   0,040
Silicate de potasse. . . . .⎰
    —   de soude. . . . .⎱   0,054
    —   d'alumine   0,025
Sulfure alcalin. 0.003
Sulfates anhydres de soude   0,132
    —   de chaux. 0.032
Chlorure de sodium.   0,300
    —   de potassium évalué. . . . .   0,0"5
Bromure. . . . .   traces
Iodure alcalin. . . . .⎰
Lithine . . . .⎱   traces.
Oxyde de fer, matière organique.   0,007
Magnésie. . . . .   indices.
Matière organique. . . . .⎰
    —   glairine rudimentaire. . . . .⎱   indéterminé.
                                          ─────────
                                          0,674
</pre>

Comme on le voit, le savant chimiste indique 0ᵍ 70 d'hydrogène sulfuré.

Suivant le Dʳ Allard, M. O. Henry n'aurait pu analyser que la source de la *Marquise*, la moins riche en hydrogène sulfuré, ses études ayant précédé les travaux de captage exécutés par M. Jules François, après lesquels l'eau de la *Crevasse* donna au sulfhydromètre 3°,6 dans les expériences que firent MM. Mélier, François et Allard, en novembre 1857.

M. O. Henry dans son analyse n'avait constaté que 1°.8 pour 1000 grammes d'eau de St-Honoré.

Un fait reste acquis, c'est que la *Crevasse* dégage beaucoup plus d'hydrogène sulfuré que la source des *Romains*.

Cette inégalité de puissance entre les deux sources est un bienfait pour notre station thermale. Bon nombre de malades chez lesquels la première produit une excitation trop vive, peuvent facilement être amenés à s'en servir après quelques jours de traitement par la seconde.

Conferves des sources. — Quand on visite les puits de St-Honoré ou tout simplement la conduite qui entraîne les eaux au-dehors , on remarque de nombreux filaments blancs, ressemblant assez à de la charpie très-fine, et suivant les ondulations du liquide au milieu duquel ils sont en suspension.

C'est cette conferve signalée pour la première fois par M. Fontan et découverte dans les eaux des Pyrénées, qu'il a nommée *sulfuraire*.

On rencontre encore dans les conduits une autre substance qui est gélatiniforme, difficile à recueillir parce que à l'approche de la main elle se divise en nombreux flocons ; et qui, d'après M. Henry, est tout à fait analogue à celle qu'on a nommée *glairine* dans les eaux sulfureuses alcalines thermales.

Cette *glairine* ou *barégine* est regardée par M. Lambron comme le détritus de la *sulfuraire*.

D'autres conferves naissent surtout dans les conduits extérieurs, à l'air libre, elles sont vertes et appartiennent, d'après M. Henry, aux genres Nostocks, Tremelles, Zygnema, etc. On les emploie comme cataplasmes résolutifs, et à ce titre elles jouissent d'une grande réputation dans le pays. C'est très-certainement à une notable quantité d'iode qu'elles contiennent qu'il faut attribuer cette propriété.

Au nord-ouest de l'établissement, dans un bassin où passent les eaux réunies de Saint-Honoré, on peut voir une quantité considérable de ces conferves vertes qui se multiplient avec une très-grande rapidité.

Au milieu d'elles, nagent des poissons venus des étangs inférieurs et qui présentent bientôt cette curieuse particularité qu'ils semblent tous atteints d'exophthalmie ou sortie de l'œil hors de la cavité orbitaire.

D'après ce que nous venons de dire, on remarquera une certaine analogie entre les eaux de St-Honoré et celles des Pyrénées, analogie que le tableau suivant rendra plus palpable encore.

SAINT-HONORÉ. — EAUX-BONNES.

TABLEAU COMPARATIF DES DEUX SOURCES

D'après les analyses suivantes faites toutes les deux par M. Ossian Henry.

Eau 1 litre.

	St-Honoré	Eaux-Bonnes
Acide sulfhydrique libre.............	0,070	0,0.155
Acide carbonique libre...............	1¡9 vol.	0,0064
Azote.. ....,	indét.	
Oxigene...........................	indét.	
Bicarbonates de chaux............⎰	0,098	
— de magnésie.............⎱		
— de soude et de potasse......	0,040	
Carbonate terreux...................	0,069	
Silicates de potasse...............⎰	0,054	
— de soude ....⎱		
— d'alumine	0,023	0,0048
Sulfure alcalin.....................	0,008	
Sulfates anhydres de soude...........	0.132	
— — de chaux...........	0,032	0,1180
— — de magnésie.................		0,0125
A reporter.	0,501	0,1512

Report		
Chlorure de sodium................	0,500	0,3423
— de potassium..............	0,005	traces.
Iodure alcalin.....................	traces.	
Oxide de fer, matière organique........	0,007	
Oxide de fer et silicique....................		0,0160
Matière organique, glairine rudimentaire. . .	indét.	
Matière organique sulfurée..................		0,1065
	0,674	0,6045

Quoique **M.** Durand Fardel ait placé les eaux
de St-Honoré au nombre des *sulfurées sodiques*,
il dit cependant dans son traité des Eaux minérales : « Nous devons faire remarquer qu'elles
paraissent se rapprocher des eaux calciques, par
la présence d'une proportion notable d'acide
carbonique , la prédominance du chlorure de
sodium, leur situation géographique ; et devant
la non-détermination de leur sulfure, nous les
rangerions volontiers sous la même dénomination que les Eaux-Bonnes, *Eaux sulfurées incer-
taines.* »

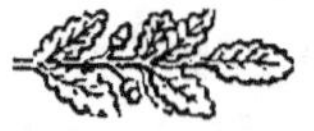

EFFETS PHYSIOLOGIQUES.

L'action physiologique et par contre l'action thérapeutique des eaux sulfureuses doit être considérée sous un double point de vue suivant la cause elle-même de la sulfuration.

En effet, cette sulfuration peut être due à des principes fixes plus ou moins facilement altérables à l'air libre, ou bien à la présence de l'acide hydrosulfurique qu'elles contiennent en suspension.

Dans le premier cas, les eaux ont une faible odeur d'hydrogène sulfuré qui se dégage au contact de l'air, par la décomposition des sulfures, l'absorption par l'économie est plus lente, mais l'effet est bien plus durable.

C'est là ce qui se passe dans la presque généralité des sources des Pyrénées et dans celle de St-Honoré en particulier.

Dans le second cas, il existe une odeur considérable d'hydrogène sulfuré qui se répand dans l'air aussitôt que l'eau paraît à son point d'émergence. L'intensité de cette odeur n'est point en rapport avec la richesse de cette eau en soufre, mais bien avec la rapidité de sa décomposition.

Avec ces sources, les résultats sont très-prompts, très-actifs, mais, il faut le dire, souvent de courte durée.

Ne recherchez donc pas toujours les eaux qui répandent dans l'athmosphère une plus grande quantité d'odeur sulfureuse, car cette déperdition de gaz a lieu presque toujours aux dépens de leur activité thérapeutique.

Tout en tenant compte du nouveau milieu dans lequel se trouvent les malades qui viennent à St-Honoré, et des changements apportés dans l'économie par les distractions, l'absence de préoccupations sérieuses, etc., il est un certain nombre d'effets qu'on ne peut attribuer qu'au traitement lui-même.

Il faut pourtant encore faire ici ses réserves et dire que suivant que cette eau est maniée de telle ou telle façon, donnée à haute ou à petite dose, en boisson ou en bain, en douches de température et de durée variables, ces effets peuvent aussi varier considérablement.

Circulation. — C'est de toutes les fonctions la première et la plus sensiblement modifiée.

En général, il survient une légère excitation, la peau devient plus chaude, le pouls plus fréquent et plus fort, les évacuations naturelles ou morbides de ce grand appareil, telles que les menstrues, les hémorrhoïdes, augmentent de fréquence et de quantité ; de là les avantages que l'on peut tirer de l'action de ces eaux chez les personnes qui ont vu leur santé se troubler par la suppression d'une hémorrhagie habituelle.

De cette action excitante du système sanguin découle aussi la nécessité d'une prudence extrême de la part du médecin dans certaines maladies, chez certains individus sujets aux hémorrhagies ou aux congestions viscérales.

Nous verrons dans le courant de ce travail que l'excitation produite par nos eaux peut être facilement diminuée, et que, dans bien des cas, il suffit pour cela d'avoir recours aux bains plus hyposthénisants de la source des *Romains*.

Je viens de dire que les effets les plus constants de la médication étaient d'activer les menstrues ; en général, l'époque est avancée de plusieurs jours et l'écoulement plus abondant.

Il est facile de comprendre les heureux effets de cette excitation, lorsque les affections que nous avons à traiter ont coïncidé avec des suppressions brusques, et chaque année, nous voyons des malades revenir à la santé avec le retour de cette fonction supprimée plus ou moins complètement.

Il arrive quelquefois que le contraire a lieu et que certaines femmes abondamment réglées pendant plusieurs jours, voient diminuer leurs menstrues et de quantité et de durée. Ce phénomène s'observe souvent chez les femmes atteintes de chlorose ou d'anémie.

Pourquoi cette inconséquence dans les résultats de la médication ? La réponse est facile : dès que le sang est appauvri, il arrive fréquemment que les règles sont excessivement abondantes, ce qui est d'autant plus fâcheux que la malade se trouve alors placée dans un cercle vicieux d'où il lui est difficile de sortir. En effet, l'appauvrissement du sang amène des règles abondantes, les règles abondantes... diminuent d'autant la richesse du sang.

Si par une médication bien dirigée, vous rendez au sang sa richesse première, vous voyez bientôt l'écoulement menstruel reprendre ses qualités normales.

Faut-il continuer la médication thermale pendant cette époque critique ?

C'est une question qui nous est bien souvent

adressée et à laquelle nous répondons toujours par la négative.

Nous ne contestons pas qu'il soit possible à certaines femmes d'enfreindre sans dangers le conseil que nous donnons, mais il suffit de réfléchir un instant à l'importance de cette fonction, à la facilité avec laquelle elle peut être troublée, aux affections graves qui sont presque toujours la conséquence de ce trouble, pour ne point s'exposer à un danger qui est la règle alors que l'immunité n'est que l'exception.

Il n'en est pas de même pour les malades dont tout le traitement consiste à séjourner dans nos salles d'inhalation. En général, rien ne les empêche de continuer pendant les jours critiques, à moins cependant que les douches révulsives sur les pieds ne soient d'une nécessité absolue.

Respiration. — Les liens étroits qui unissent cette fonction avec la précédente, laissent assez pressentir les modifications qui doivent survenir à la suite de l'administration de nos eaux, mais je renvoie cette étude à la seconde partie de ce travail.

Innervation. — L'excitation ou la sédation du système nerveux peuvent être la conséquence de l'usage des eaux de St-Honoré suivant la manière dont elles sont employées. Disons cependant qu'au début, on obtient en général une sédation manifeste, un calme bien sensible qui est cependant troublé bientôt, mais pendant quelques jours seulement, par cette excitation passagère que l'on est convenu de nommer la *fièvre thermale.*

Il n'en est pas moins vrai que la sédation du système nerveux est manifeste, et dans ses dernières études sur le bromure de potassium, M. le Dr Gubler, en parlant de l'action sédative des eaux de St-Honoré, attribue cette propriété à la présence de ce sel.

Nous avions déjà remarqué chez les femmes, les bons effets du traitement dans certaines affections nerveuses hystériformes, et nous sommes heureux de voir dans le travail de M. Gubler, l'explication d'un fait bien constaté, mais que nous ne savions attribuer à aucun des éléments minéralisateurs de nos eaux.

Digestion. — Un des premiers effets de l'eau de St-Honoré, est d'activer considérablement la digestion et d'augmenter l'appétit. Les malades, en général, sont heureux de ce changement qu'ils considèrent avec raison comme d'un excellent augure.

L'ingestion de l'eau donne souvent lieu à des renvois sulfureux plus ou moins sensibles, suivant que l'on boit à la *Crevasse* ou bien à la source des *Romains*.

Il n'est pas rare de voir survenir au début, un peu de constipation, qu'il faut quelquefois vaincre à l'aide de douches ascendantes ou par une légère purgation qu'on peut obtenir en augmentant la quantité d'eau ingérée.

Les eaux de la *Crevasse* donnent quelquefois lieu à des pesanteurs d'estomac que provoque plus rarement la source des *Romains*, plus chaude et moins chargée d'hydrogène sulfurée; tout en étant apéritive, elle est moins excitante et est employée avec succès contre certaines dyspepsies et gastralgies.

Sécrétions. — Comme résultat de la légère excitation produite par les eaux de St-Honoré, on voit augmenter toutes les sécrétions. Celle de l'urine surtout est sensiblement modifiée, et outre la quantité plus considérable de ce liquide, il n'est pas rare de voir survenir la sortie de nombreux graviers.

Ce dernier phénomène ne peut être attribué qu'aux principes alcalins contenus dans nos eaux.

La sécrétion bronchique participe souvent au début à cette excitation générale, aussi voit-on presque toujours l'expectoration rendue plus facile et plus abondante.

Après quelques jours de traitement, la transpiration se fait mieux, ce qui annonce une circulation périphérique plus facile, la peau devient, onctueuse à mesure qu'elle fonctionne davantage.

L'excitation produite sur la peau est loin d'être toujours la même. Presque nulle chez quelques malades, elle est chez d'autres représentée par de légères démangeaisons , de la sensibilité coïncidant souvent avec des sueurs abondantes. Chez d'autres enfin, paraît une éruption plus ou moins confluente qui caractérise la *Poussée*.

Ce phénomène si recherché par les malades mérite que nous nous arrêtions un moment à l'étudier.

DE LA POUSSÉE.

On abuse étrangement du mot *Poussée*, et l'on rencontre souvent des malades qui quittent nos eaux avec le regret de ne l'avoir pas vue paraître pendant le cours de leur traitement. C'est là un préjugé, une erreur, basés sur d'anciennes traditions dont nous tâcherons de démontrer l'inanité.

On appelle *Poussée* une éruption accidentelle qui survient à la peau pendant le cours d'un traitement thermal, qui présente différentes formes suivant les sujets et qui disparaît par la continuation du traitement lui-même.

Ainsi, outre les accidents généraux qui, d'après les auteurs, préluderaient à la *poussée* comme la lassitude, les courbatures, la fièvre, il y aurait presque autant d'éruptions différentes que de sujets en traitement.

Si ces éruptions étaient la conséquence immédiate de certains principes minéralisateurs contenus dans une eau thermale, ne verrait-on pas la plus grande partie des malades en être atteints, ou du moins les mêmes principes ne donneraient-ils pas naissance à des éruptions identiques ?

Or, il n'en est rien. Dans les stations les plus renommées pour ce phénomène, grand nombre de malades y échappent, et parmi les heureux, si bonheur il y a, se rencontre toute la série des éruptions diverses, depuis la simple rougeur à la peau jusqu'aux furoncles et aux pustules d'acné.

Si la *poussée* est due à la grande minéralisation de l'eau thermale, comment se fait-il que *Loèche*, *Baden* qui lui doivent en grande partie leur réputation, soient des stations rangées par les chimistes au rang des *Eaux faibles* ? Comment surtout des malades ont-ils pu voir à St-Honoré leur corps se couvrir de l'éruption accidentelle dont nous parlons, après l'avoir demandée vainement à ces stations thermales ?

Ce qui prouve encore que la *poussée* n'est pas le résultat direct de la minéralisation de certaines sources, c'est qu'on la voit survenir assez souvent à la suite des bains de mer. Mais, me dira-t-on, pourquoi la composition chimique de l'eau de mer ne pourrait-elle pas la produire aussi ?

A cette objection, je répondrai qu'un simple traitement hydrothérapique, fût-il fait avec de l'eau distillée, peut donner une poussée pareille à celle que l'on observe dans les eaux minérales les plus en vogue. J'ai vu, à la suite de simples traitements froids, des malades dont le corps se couvrait de plaques rouges pareilles à celles de la scarlatine ; chez d'autres des éruptions furonculeuses venaient enrayer le traitement.

Ces complications m'ont toujours paru plus communes en hiver alors que les tissus sont resserrés par la température ambiante , que la peau fonctionne moins, tout en étant soumise à une congestion considérable sous l'influence de la médication froide.

Comment expliquer la *poussée*, ce phénomène si recherché par les anciens qui voyaient là une sortie par la peau des humeurs *peccantes*?

Quelques mots d'explication sont nécessaires.

La peau est continuellement le siége de plusieurs fonctions excrémentielles. Ainsi il y a :

L'excrétion de la sueur, qui n'est qu'accidentelle ;

L'excrétion d'une humeur dite *sébacée* qui sert à donner à la peau son élasticité bien connue ;

Enfin, l'excrétion d'une transpiration insensible, que le microscope seul peut nous montrer, mais qui n'en a pas moins lieu continuellement. On nomme cette excrétion *perspiration de la peau*.

Toutes les excrétions comme toutes les sécrétions ont pour point de départ une congestion sanguine, c'est-à-dire un afflux de sang vers les organes où elles ont lieu.

Supposez un instant, que cette congestion devienne plus considérable à la peau, soit à la suite de bains chauds souvent renouvelés et surtout de longue durée, soit par certains exercices hydrothérapiques ; les voies par lesquelles se font les déperditions dont nous venons de parler n'étant pas accoutumées au surcroît de travail qui en est la conséquence, il en résultera sinon une véritable inflammation, du moins une irritation plus ou moins grande de l'enveloppe cutanée.

Si dans ces conditions, le malade continue son traitement, les voies chargées des excrétions pourront bientôt y suffire, et lorsque l'équilibre sera rétabli la *poussée* cessera par l'usage continu de la cause même qui lui aura donné naissance.

Voilà, selon nous, le secret de ce phénomène qui se montrera surtout chez les individus à diathèse herpétique. Chez ces malades, en effet, la plus légère indisposition se traduit souvent par des éruptions à la peau, qui, pour la moindre cause devient le siége d'un travail latent qu'un bain prolongé peut faire apparaître au dehors.

Est-ce à dire maintenant que cette prétendue *poussée* soit chose fâcheuse? Non en général, si l'on n'a point affaire à des tempéraments trop nerveux, car elle agit comme un dérivatif d'autant plus puissant qu'il occupe une plus large surface. Ce que nous avons voulu prouver, c'est quelle n'est pas nécessaire à la guérison et qu'elle dépend beaucoup moins de la nature des eaux que de la constitution du sujet et du mode de médication auquel il est soumis.

DU CHOIX DE LA SAISON

ET DE LA DURÉE DE LA CURE.

Les malades entendent habituellement par le mot *saison* le temps qu'ils passent dans une station thermale.

On dit faire une saison, ce qui signifie suivre un traitement d'une certaine durée.

Nous aurons à donner notre opinion sur cette manière d'envisager la cure thermale, nous voulons seulement parler ici de l'époque que l'on doit choisir pour venir à St-Honoré.

Quoiqu'il soit écrit partout que l'établissement est ouvert depuis le 15 mai jusqu'au 15 septembre, les malades, n'arrivent guère que vers le milieu de juin et beaucoup s'y trouvent encore vers la fin de septembre, car le Morvan est renommé par la beauté et la douceur de ses automnes.

On comprend qu'il ne peut pas y avoir de règles fixes pour l'arrivée des malades, elle devra dépendre surtout de la température et des affections pour lesquelles on est envoyé aux Eaux. Il faut donc faire trève aux caprices, aux convenances personnelles, même les mieux justifiées, et s'en remettre absolument à l'expérience du médecin. On conseille en général le printemps aux malades atteints d'affections de peau, et, comme le dit très-bien M. Jaubert : « cette opinion qui s'appuie sur des notions vulgaires de physiologie, représentées dans le langage ordinaire par les expressions *renouvellement du sang*, *réveil de la sève*, n'est pas trop en désaccord avec la science qui reconnaît en effet dans toutes nos fonctions une activité nouvelle. »

Bien des exceptions devront cependant avoir lieu, car nous savons aujourd'hui que de prétendues maladies de peau ne sont souvent que des manifestations extérieures de maladies générales diverses.

Pour les affections cutanées de nature rhumatismale, le rhumatisme lui-même, les névralgies, on conseillera de se rendre de bonne heure aux eaux, afin qu'après le traitement, la peau conserve pendant plusieurs mois, sous l'influence de la chaleur, l'excitation provoquée par le traitement minéral.

On choisira pour la cure des affections de poitrine, les plus beaux jours de l'année, car rien n'est plus grave que les variations brusques de température qui peuvent en occasionnant des bronchites en apparence légères, réveiller une affection sérieuse enrayée déjà par le traitement.

Pour certaines maladies de l'estomac, des reins, de la vessie, la saison d'automne sera très-convenable.

Disons donc que le mois de juin devrait être moins négligé, il est souvent très-beau, et sans parler des inconvénients que je viens de signaler comme médication pendant les mois qui suivent, il peut se faire que juillet, août, septembre, habituellement préférés par les malades, fassent regretter de n'être pas venu plus tôt.

Durée du traitement. — Pour la plupart des gens du monde aller faire une saison thermale, c'est faire le sacrifice de 20 à 21 jours. Passé ce temps, il est très-difficile au médecin d'obtenir des malades une prolongation quelconque et cela se comprend. On a quitté ses affaires, sa famille pour 21 jours et rien n'est plus ennuyeux que de changer une détermination arrêtée avant le départ.

Ne suffit-il pas de réfléchir un instant à pareil préjugé, pour être convaincu qu'il ne supporte pas la discussion ?

Je sais bien qu'une eau étant donnée et celle de St-Honoré ne fait point exception à la règle, il arrive après un certain temps de son emploi une espèce de saturation qui ne permet plus de la continuer sans dangers ; de là est certainement venue la cause première de ce temps invariablement fixé autrefois.

Si l'on veut bien remarquer que cette saturation varie avec le mode d'administration de l'eau, avec l'âge, le sexe, la constitution, la maladie du sujet, il sera facile de comprendre qu'il est impossible de fixer à l'avance la durée d'un traitement.

Mais, dira-t-on, il est des exemples nombreux

de guérisons en 21 jours ; nous les admettons ; s'en suit-il pour cela qu'on puisse prévoir à l'avance de pareils résultats, et qu'il ne soit pas prudent de se tenir en défiance contre ces succès à terme invariable ?

Est-ce en quelques jours que la médication la plus active pourra combattre une affection chronique, refaire ou modifier une constitution, s'opposer aux ravages faits dans l'organisme par une diathèse souvent héréditaire ?

On ne peut l'espérer, et c'est au médecin seul qu'il appartient de prononcer sur une pareille question.

HYGIÈNE DES BAIGNEURS.

Si l'homme en état de santé doit toujours observer strictement les règles de l'hygiène, à plus forte raison doit-il en suivre tous les préceptes lorsqu'il vient à une station thermale pour y retrouver une santé plus ou moins compromise.

Il n'est rien, en effet, qui aide plus au traitement que les moyens qu'elle enseigne, moyens lents dans leurs effets, mais qui par leur action continue, n'en sont pas moins d'un grand secours contre les affections chroniques.

Habitations. — Les malades qui viennent à St-Honoré se logent soit dans les hôtels de l'établissement, soit au bourg qui n'est éloigné que de cinq à six cents mètres. Dans l'un comme dans l'autre cas, ils sont assurés d'avoir des logements salubres, bien tenus et de trouver chez les hôteliers une grande aménité et le vif désir de leur être agréable.

Vêtements. — Malgré le climat de St-Honoré et sa température assez uniforme pendant la saison thermale, il ne faut pas oublier que nous sommes au pied des montagnes du Morvan, et qu'il suffit de quelques journées de pluie pour abaisser la température ; il est donc prudent de se munir de quelques vêtements chauds.

Il faut savoir aussi que le traitement minéral en surexcitant les fonctions de la peau, rend les malades plus impressionnables aux variations atmosphériques. Les rhumatisants surtout, les malades atteints d'affections des voies aériennes, de scrofules, devront toujours être vêtus très-chaudement vers la fin de la journée, car un refroidissement pourrait, non seulement contrarier la médication, mais encore en compromettre tous les effets.

Exercice. — C'est un des adjuvants les plus précieux du traitement thermal, mais il faut savoir le prendre dans de sages mesures. Les promenades, et on les trouve si belles dans les environs de St-Honoré, en activant la circulation augmentent les sécrétions, elles réveillent l'appétit, régularisent les digestions. Par l'air pur qu'ils absorbent, les poumons ressentent une influence vivifiante qui retentit sur tout l'organisme.

Alimentation. — Faut-il faire suivre aux malades pendant la cure thermale, une alimentation spéciale, ou doit-on les laisser libres de la choisir à leur gré ?

La réponse à cette question est loin d'être toujours la même. En effet, dans quelques établissements on supprime le vin, par exemple, dans d'autres ce sont les fruits qui sont l'objet d'une proscription absolue.

Pour nous, nous pensons que si les aliments sont sains, bien préparés, sans trop d'épices, les malades qui viennent à St-Honoré ne doivent pas se préoccuper d'une alimentation particulière et que ce qu'ils auront de mieux à faire, sera de se rapprocher autant qu'il leur sera possible de leurs habitudes ordinaires.

Les fruits, dont on ne veut point entendre parler dans certains établissements, peuvent servir comme rafraîchissants, et avoir à ce titre une heureuse influence chez nos malades, quelquefois atteints de constipation à la suite du traitement sulfureux. « Nous pensons, disent les auteurs du *Dictionnaire des eaux minérales*, que le régime doit être accommodé à la constitution et à l'état morbide de ceux qui prennent les eaux. En d'autres termes, le traitement thermal n'apporte pas de changement essentiel au régime qui se trouvait précédemment indiqué. »

EFFETS THÉRAPEUTIQUES.

Nous avons vu, en étudiant la composition chimique des eaux de St-Honoré, qu'indépendamment de ses éléments sulfureux, elles contenaient une notable proportion de chlorure de sodium. Elles devront par conséquent, au point de vue de leurs effets thérapeutiques, jouir des propriétés des *sulfurées sodiques*, en même temps qu'on pourra leur demander les résultats obtenus auprès des *sources chlorurées*.

En effet, tout en admettant que les affections de la peau sont souvent secondaires et tiennent à une maladie générale, nous les voyons en grand nombre heureusement influencées par les eaux de St-Honoré.

Les affections pulmonaires de nature catarrhale ou herpétique ne résistent pas en général à la médication sulfureuse ou sont toujours grandement modifiées.

Les manifestations de la scrofule et la diathèse elle-même sont combattues avec efficacité par nos eaux, et c'est certainement alors à la présence du chlorure de sodium et de l'iode que nous devons nos succès.

Le lymphatisme, cette plaie de la génération actuelle qui semble attaquer les enfants avec d'autant plus de prédilection qu'ils appartiennent à des familles plus aisées et sont par conséquent entourés de plus de soins, le lymphatisme, dis-je, est une des maladies que nous combattons plus victorieusement à St-Honoré.

Chaque année, nous sommes étonnés des résultats aussi rapides que complets que nous obtenons chez de jeunes enfants dont le lympha-

tisme exagéré devait être un sujet de craintes
continuelles.

Je m'étendrai longuement sur le traitement
préservatif que l'on devrait suivre dans bien des
cas, alors que je m'occuperai des affections de
poitrine, et je peux dès à présent assurer, ce qui
chez moi est une opinion très-arrêtée, que bien
des adultes succombent par exemple à la
phthisie pulmonaire, qui auraient pu lui échapper
si pendant leur enfance un traitement sérieux
avait été institué près de nos eaux minérales.

Ce que nous avons dit de leurs propriétés
physiologiques indique assez tout le parti qu'on
pourra en obtenir dans presque toutes les maladies chroniques.

Il existe à l'état de santé un équilibre parfait
entre les absorptions et les sécrétions, c'est-à-
dire entre les éléments apportés, assimilés à nos
tissus et les éléments qui en sont éliminés.
Rompez un instant cet équilibre par la pensée, et
la maladie commence. Or, quoi de plus commun,
dans les affections chroniques, que cet absence
d'équilibre, qu'il soit la cause première généra-
trice ou qu'il ne soit au contraire que la conséquence de la maladie elle-même?

La composition relativement faible des eaux

de St-Honoré en fait une médication qui semble spécialement destinée à l'enfance et qui peut être par conséquent recommandée dans bien des cas où des sulfureuses plus fortes ne pourraient pas être conseillées sans dangers.

Nous voyons arriver chaque année des malades, après quelques jours passés dans d'autres stations thermales qu'ils ont été forcés d'abandonner, se trouver très-bien du traitement que nous leur faisons suivre.

Les cas dans lesquels les eaux de St-Honoré doivent être conseillées sont donc multiples, mais il en est un certain nombre pour lesquels elles sont indiquées de préférence.

Elles sont utiles dans toutes les affections de nature catarrhale, herpétique, rhumatismale, mais c'est surtout alors que les affections siégeant à la peau, aux muqueuses laryngienne, bronchique, pulmonaire, seront sous la dépendance du lymphatisme ou de la scrofule que l'on sera certain de plus sérieux résultats.

Je vais du reste revenir sur l'action thérapeutique des eaux en abordant chaque maladie en particulier.

C'est encore ici le cas de rappeler, qu'avec la même eau minérale on peut souvent obtenir des effets différents, et que c'est au médecin à savoir l'employer et l'adapter à chaque genre de maladie, ou ce qui est peut être plus vrai encore, à chaque malade en particulier.

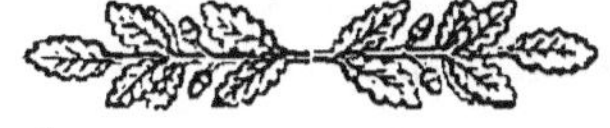

MALADIES

TRAITÉES PAR LES EAUX DE ST-HONORÉ.

LYMPHATISME.

Presque tous les médecins s'accordent à dire que le lymphatisme est le point de départ d'affections graves, et que s'il n'est point en général caractérisé par l'apparition fréquente de maladies aigües, il est au moins fort souvent accompagné d'affections à l'état chronique.

Il n'y a pas loin du lymphatisme exagéré à la scrofule confirmée, et nous aurons à nous en expliquer dans les pages suivantes.

Sous l'influence de l'eau prise en boisson, des bains tempérés, des douches générales, nous arrivons à modifier la constitution des sujets, à relever les forces ; les tissus prennent une élasticité inconnue jusqu'alors et les affections locales nées sous l'influence du lymphatisme se ressentent de l'amélioration générale.

Pour arriver à de pareils résultats, suffit-il d'une saison passée à St-Honoré ou dans quelque station thermale que ce soit ? Non, bien entendu.

Ce n'est point en quelques jours que l'on refait une constitution. Soins médicaux et hygiéniques devront être poursuivis pendant des années.

C'est de l'enfance à la puberté surtout qu'il faut avoir recours à la médication thermale, car c'est à cette époque de la vie que les modificateurs ont le plus de prise sur le lymphatisme.

Il faut cependant avouer qu'il est rare en pareille occurrence que les parents comprennent leur mission ; ils se laissent séduire par la beauté des formes de leurs enfants, par leur teint souvent frais et rose, par cette beauté lymphatique, comme l'appelle M. Louis Fleury, dont les charmes trompeurs cachent tant de dangers.

Chez les adultes, le tempérament lymphatique amène encore de sérieuses complications et nous voyons chaque année des engorgements pulmonaires, des congestions viscérales naître sous l'influence de cette cause générale. Nos eaux sulfureuses,chlorurées sont alors on ne peut plus utiles. En activant la circulation périphérique et par contre la circulation générale, elles donnent un coup de fouet à l'organisme qui s'éveille, l'appétit revient, les digestions se font mieux, la circulation se rétablit et répand dans tout l'être un sang plus riche et plus vivifiant, et tout cela sans préjudice de cette action encore inconnue de l'eau minérale que nous appelons directe, spéciale, élective.

SCROFULES.

Nous pouvons répéter ici tout ce que nous venons de dire pour le lymphatisme qui nous a toujours paru l'état précurseur de la scrofule. En effet, quelle différence voit-on au point de vue pratique entre ces deux états généraux, si ce n'est que l'un est l'exagération de l'autre ; ou comme le veut M. Piorry, la scrofule ne serait-elle qu'une sorte d'inflammation propre aux individus doués d'un tempérament lymphatique ? « Elle est surtout l'apanage des tempéraments lymphatiques, dit M. le docteur Astrié, et une constitution dont le fond morbide héréditaire est scrofuleuse, s'allie presque toujours à un tempérament lymphatique exagéré, qui semble être le premier reflet, le premier degré de l'affection scrofuleuse. »

« La scrofule n'est donc pas toujours un mal de misère, dit Patissier, on l'observe dans les classes les plus élevées de la société. »

Pour ce savant confrère, il existait deux sortes de scrofules : 1° une forme *chronique indolente*, 2° une forme *éréthique subaigüe*.

Il réservait à la première les eaux stimulantes, et conseillait pour la seconde les eaux moins actives, hyposthénisantes.

Nous pensons que la diathèse scrofuleuse est une, tout en étant souvent accompagnée d'une inflammation qui semble lui être particulière, et nous varions le traitement suivant que nous avons affaire simplement à l'état diathésique ou que nous devons au contraire combattre des complications sub-inflammatoires.

Les auteurs sont loin d'être d'accord sur les résultats obtenus par les eaux sulfureuses dans cette maladie générale.

Bordeu regardait cette médication comme la plus puissante.

Pour M. Bazin dont tous les médecins reconnaissent la haute supériorité en pareille matière, les eaux sulfureuses naturelles conviennent dans le traitement de toutes les affections scrofuleuses.

Notre savant confrère, M. le docteur Durand-Fardel, place au contraire au premier rang les eaux chlorurées sodiques auxquelles doivent céder le pas les eaux sulfurées qui s'adressent, dit-il, plutôt à une série importante de manifestations scrofuleuses qu'à la diathèse elle-même.

Après deux saisons passées aux eaux de Guagno (Corse) en 1850 , j'écrivais en 1852 les lignes suivantes : « Ce que nous avons vu, non seulement nous fait regarder les eaux sulfureuses comme inefficaces dans la scrofule, mais encore comme souvent dangereuses. »

Chez les malades qui ont été traités à l'hôpital de Guagno, la diathèse strumeuse se traduisait par des symptômes toujours multiples, tels que : engorgements ganglionnaires, plaies fistuleuses, décollement, abcès froids disséminés sur différentes parties du corps, carie, engorgements articulaires, etc., etc. Dans tous les cas, ou bien l'action restait nulle, et c'est là ce qui arrivait de moins malheureux, ou bien elle exaspérait les symptômes morbides et ajoutait à la maladie un état pyrétique qui contr'indiquait d'une manière formelle la continuation du traitement minéral.

Outre mes observations personnelles , voici comment s'exprimait à propos de la question qui nous occupe le médecin en chef de l'hôpital : « Une observation constante , minutieuse , a successivement établi dans notre esprit la conviction intime de l'inefficacité des eaux de Guagno chez les scrofuleux; point de pratique immense dans ses résultats, comme il est facile de le prévoir, et pour la santé des hommes et pour les bénéfices du Trésor. »

A mon arrivée à Saint-Honoré, j'étais donc assez mal disposé en faveur de ses eaux administrées contre les affections scrofuleuses , et cependant je dois le dire, ma pratique m'autorise à poser en fait qu'il n'y a point d'affections pour lesquelles elles soient mieux indiquées que pour celles qui dépendent de cette maladie générale ; que ses manifestations s'adressent à la peau, aux muqueuses, aux systèmes ganglionnaire ou osseux.

Comment admettre des résultats aussi opposés pour deux sources, toutes les deux sulfurées sodiques et contenant à peu de chose près la même quantité de chlorure de sodium : 0,242 pour Guagno, 0,300 pour Saint-Honoré? Avouons que nous ne connaissons pas le dernier mot de la composition des eaux minérales, ou plutôt que nous ignorons complètement la nature de ce je ne sais quoi qui unit entre eux leurs divers éléments, et qui échappe à nos analyses.

Quel est dans ce cas le mode d'action des eaux de Saint-Honoré? Devons-nous attribuer leur efficacité à l'absorption du soufre, du chlorure de sodium, du fer, ou d'un autre des éléments qui les composent? Nous ne pouvons le certifier. Quand on étudie l'histoire de la scrofule, que l'on remonte à ses causes, que l'on passe en revue les différents symptômes qui la caractérisent, et qu'enfin on recherche quels moyens, dès les temps les plus reculés jusqu'à nos jours, ont été employés à la combattre, le médecin est frappé des nombreux points de ressemblance qui existent entre cette maladie générale et la chloro-anémie. En effet, passez en revue toutes les causes capables de diminuer la richesse du sang, depuis les excès, jusqu'à une alimentation insuffisante, depuis le séjour dans un air confiné, jusqu'à la respiration dans un milieu chargé d'exhalaisons pernicieuses, joignez à ces différentes causes le froid humide, et il semble que vous allez produire la scrofule de toute pièce.

Qui sait si on ne pourrait pas soutenir la thèse suivante :

Le froid humide agissant sur des sujets vigoureux amène le rhumatisme, c'est au contraire la diathèse strumeuse qui paraît quand cette même cause vient assaillir des individus dont le sang est fortement appauvri.

« Les scrofules, a dit M. Constantin James, ne sont pas sans analogie avec la chloro-anémie, à ce point de vue que le sang est pauvre également en fibrine et en globules rouges, aussi la médication ferrugineuse est-elle aussi applicable à leur traitement. »

« Un des traits les plus saillants de l'habitude extérieure, disent les auteurs du *Compendium*, est l'état de décoloration et d'étiolement que présente la peau, et qui rappelle l'état chloro-anémique. »

Etudié au microscope, par M. Dubois d'Amiens, le sang des scrofuleux présente un caillot petit, sans consistance, lent à se former et qui nage dans une sérosité abondante.

Tout en admettant une distinction tranchée entre la scrofule et l'anémie, avouons qu'au point de vue des causes et du traitement il existe de puissants traits d'union entre ces deux maladies générales.

N'avons-nous pas besoin de cette quasi-parenté pour expliquer les résultats thérapeutiques obtenus par les moyens en apparence si dissemblables, que le médecin s'adresse aux eaux chlorurées ou sulfureuses, ou bien à des eaux en même temps sulfureuses et chlorurées. Que la scrofule soit ou non l'expression dernière du lymphatisme, ce que l'on ne peut nier c'est qu'il existe un état intermédiaire entre ces deux affections auquel on a justement donné le nom de *physionomie scrofuleuse*, dénomination qui nous dispense de toute espèce de définition et contre lequel nous obtenons à Saint-Honoré des résultats on ne peut plus sérieux. J'ai déjà vu venir bien des enfants à la figure bouffie, aux muqueuses décolorées, atteints de blépharites légères mais persistantes, présentant un engorgement des ganglions cervicaux que la palpation seule pouvait faire constater, en même temps qu'une susceptibilité excessive des muqueuses bronchiques, et j'ai toujours vu repartir ces enfants à la physionomie scrofuleuse avec une amélioration notable de la constitution tout entière.

Les eaux de Saint-Honoré sont d'une efficacité certaine contre le lymphatisme, contre cet état qui est plus que du lymphatisme mais qui n'est point encore de la scrofule, enfin contre la scrofule elle-même et ses manifestations. Voilà le fait, constatons-le, l'explication fut-elle plus difficile encore.

Affections scrofuleuses des os. — J'ai donné mes soins, à Saint-Honoré, à plusieurs malades atteints de caries plus ou moins graves, et chez tous, l'usage des eaux en boisson, bains, grandes douches ou douches locales a été suivi de la cicatrisation des trajets fistuleux qui existaient depuis des années.

J'ai vu le système sanguin chercher à l'emporter sur le système lympathique; sous l'action du traitement, les caries se sont arrêtées, l'expulsion des parties nécrosées s'est faite plus ou moins rapidement, et j'ai pu constater encore cette année des guérisons qui ne se sont pas démenties.

Tumeurs blanches. — Nous avons eu à traiter à St-Honoré quelques cas de tumeurs blanches du genou et nous n'avons eu qu'à nous louer de l'action de nos eaux dans ces affections si graves.

« Il est presque impossible, lisons-nous dans le *traité de pathologie* de M. Nélaton, de dire à quelle variété de ces maladies si complexes on a affaire et à quel degré sont arrivées les altérations qui caractérisent anatomiquement ces variétés ; mais si le diagnostic des lésions matérielles est important, celui de la cause sous l'influence de laquelle s'est développée la maladie ne l'est pas moins. »

Nous partageons parfaitement les idées du savant professeur, et comme le veut M. Bazin, nous faisons une distinction capitale entre l'affection et la maladie générale sous l'empire de laquelle elle s'est manifestée.

Cette maladie générale étant connue, un grand pas est fait, mais il est important au point de vue du traitement et du pronostic surtout, de savoir si la lésion est avancée, si les parties molles sont seules malades, ou si, ce qui est bien plus grave, l'altération porte sur le tissu osseux.

Dans ce dernier cas, on ne doit que rarement s'attendre à une guérison complète, et la médecine thermale aura fait tout ce qu'il était possible de faire, si elle est parvenue à améliorer la constitution, à arrêter les progrès du mal et à amener une demi-guérison de l'affection locale.

Les tumeurs blanches que nous avons eu à traiter avaient pour point de départ une diathèse strumeuse bien prononcée qui se traduisait par des abcès froids, des kératites, etc., etc.

Chez tous les sujets, nous avons obtenu de sérieuses améliorations. Un seul a fait exception à la règle. Il ne s'est opéré aucun changement dans la lésion articulaire déjà fort ancienne, mais nous avons vu toutes les autres manifestations de la scrofule, une kératite très-grave surtout, disparaître avec une grande rapidité.

On a dit avec raison que dans le traitement de la scrofule, il fallait tenir grand compte du changement de climat, des habitudes nouvelles contractées aux eaux, de la respiration d'un air plus pur loin de la cause du mal, etc., etc. Je suis loin de dénier à ces différents modificateurs une puissance très-grande ; mais suffiraient-ils seuls et ne perdent-ils pas une grande partie de leur prestige, lorsque le traitement minéral s'adresse à des malades qui habitent les lieux mêmes où se trouvent les sources.

C'est surtout alors qu'on a à combattre cette maladie constitutionnelle qu'on ne pourrait assez engager les malades à revenir aux eaux plusieurs années de suite, s'ils ne veulent pas dans la majorité des cas perdre les bénéfices d'une première saison.

Affections des muqueuses. — Comme affections des muqueuses appartenant à la diathèse que nous étudions, nous avons observé des ophthalmies très-graves, quelques pharyngites et un certain nombre d'inflammations chroniques de la muqueuse nasale. Parmi ces dernières, nous avons observé un cas d'*Ozène* guéri radicalement après une première saison. Quant aux inflammations scrofuleuses de l'œil, conjonctivites, kératites, nous avons été frappé de la rapidité avec laquelle elles cédaient au traitement minéral. Je suis d'autant plus heureux de pouvoir constater ce fait à St-Honoré que M. Gerdy à observé la même rapidité dans la guérison à la suite du traitement par les eaux d'Uriage.

Scrofule tégumentaire. — Ici pourrait se placer l'étude des affections scrofuleuses de la peau, mais je préfère la renvoyer au chapitre où je traiterai de ces affections en général. Cette manière d'étudier ce que l'on connaissait autrefois sous le nom générique de *dartres* me paraissant plus rationnelle et plus conforme à l'observation.

Ce que je viens de dire sur la scrofule en général et sur ses manifestations a suffisamment prouvé, je l'espère, tout ce que l'on peut attendre des eaux sulfureuses sodiques de St-Honoré.

RHUMATISME.

« S'il fallait s'en rapporter aux trop nombreux écrits dans lesquels chaque médecin vante les merveilleux effets de ses eaux contre les affections rhumatismales, il semblerait, dit M. Constantin James, que la thérapeutique de ces affections est aussi facile que leur guérison est assurée. Autant de sources, autant de spécifiques. Malheureusement quand on vient à examiner les choses par soi-même et à consulter non plus seulement les livres, mais les malades, on voit qu'il s'en faut énormément que les résultats soient tels qu'ils se trouvent annoncés, ou du moins qu'à côté d'éclatants succès dont on parle, il y a de pénibles et douloureux mécomptes dont on ne dit rien. A quoi tiennent ces différences dans l'action des eaux ? C'est qu'au lieu de faire d'abord un choix, on envoie indistinctement aux bains les plus proches et les plus vantés, une foule d'affections qu'on décore du titre de *rhumatisme*, bien qu'elles n'aient de commun que l'obstacle apporté par elles à l'exercice des mouvements. »

Nous verrons plus loin que cette manière de voir est partagée par M. le docteur Pidoux dont on connaît les importants travaux sur la question qui nous occupe et qui sont insérés dans le septième tome des *Annales de la Société d'hydrologie*.

Nous ne pouvons dans l'état actuel de la science définir la nature du rhumatisme, mais ce qui est bien certain c'est qu'il est toujours accompagné d'un état congestif qu'il soit cause ou effet, lequel, suivant qu'il s'adresse à tel ou tel système de l'économie, se traduit par des symptômes propres aux congestions des organes eux-mêmes.

Je m'explique : Que le rhumatisme s'attaque au système musculaire, nous verrons survenir la douleur et l'embarras des muscles atteints.

Si les articulations sont prises et si l'inflammation est la suite de l'invasion du rhumatisme, tous les symptômes seront ceux de l'inflammation articulaire.

6

La paralysie accompagnera le rhumatisme cérébral, comme la bronchorrée l'état congestif du poumon.

Véritable Protée, le rhumatisme, je le répète, change d'allure et se traduit par mille symptômes divers suivant le lieu dont il fait choix.

J'ai parlé du rhumatisme cérébral, cette terrible affection jusqu'ici presque toujours suivie d'une mort rapide, alors qu'elle se présente à l'état aigu. Comme le rhumatisme articulaire aigu, le rhumatisme cérébral a aussi son diminutif en douleur et en gravité.

J'ai le premier, dans un travail présenté en 1861 à la société d'Hydrologie, fait connaître cette affection plus fréquente qu'on ne le pense et dont j'ai pu observer depuis quelques nouveaux exemples :

Suppression ou diminution des douleurs rhumatismales existantes, coloration de la face, pesanteur de la tête, somnolence, céphalalgie, vertige allant jusqu'à causer la chûte du malade, marche vacillante et semblable à celle d'un homme ivre, pensées plus ou moins tristes, nécrophobie, perte ou diminution de la mémoire, surdité plus ou moins complète, insomnie, diminution progressive des forces, inter-

mittence dans le pouls, inappétence, constipation ;
tels sont les principaux symptômes qu'il m'a été
donné de reconnaître dans cette affection que je
me suis permis de nommer *rhumatisme cérébral
chronique.*

Quelque soit la partie ou le système atteint de
rhumatisme, la congestion est le seul phénomène
qu'il nous soit permis d'apprécier, congestion du
reste dont la cessation ou la diminution est
toujours suivie d'une amélioration définitive ou
passagère.

MM. Trousseau et Pidoux qu'il faut toujours
consulter alors qu'il s'agit de thérapeutique ont
sur le rhumatisme des idées à peu de choses près
identiques.

« La fluxion rhumatique, disent-ils, a pour
siège d'élection les séreuses ; fixée sur une ou
plusieurs articulations, elle produira le rhumatisme articulaire chronique primitif, les
hydarthroses chroniques ; sur la séreuse
intra-vasculaire, les troubles circulatoires, les
palpitations, les mouvements fébriles ; sur la
plèvre, le cœur et les méninges, des épanchements
séreux qui pourront revêtir au cerveau la forme
apoplectique, sur le névrilême de la moëlle
épinière et des nerfs, des accidents névralgiques.

choréiques, paralytiques ; sur la peau, des sueurs profuses ; sur les muqueuses des bronchorrées, des gastrorrhées, etc., etc.

Le rhumatisme comme la dartre, la scrofule, la syphilis, est une maladie constitutionnelle, et comme ces diathèses, il cause une série nombreuse d'affections qui dépendent intimement de lui, qui sont liées à sa nature et qui demandent pour être conduites à la guérison, non pas le traitement seul de l'affection elle-même, mais une médication qui s'adresse surtout à la maladie générale.

Au dire de la plupart des écrivains hydrologistes, toutes les eaux minérales, pourvu qu'elles soient administrées à une température élevée peuvent être dirigées avec succès contre le rhumatisme. Il faut pourtant faire, selon nous, une distinction que nous croyons capitale, sinon entre les différentes espèces de rhumatisme du moins entre les rhumatisants eux-mêmes.

A tels malades conviendront les eaux alcalines, à tels autres les sulfureuses seront conseillées avec plus de chance de succès.

Que peuvent les eaux sulfureuses ?

Je ne peux mieux faire que répéter ici ce qu'à si judicieusement écrit M. Astrié : « Pléthore séreuse rhumatismale et asthénie fonctionnelle, tel est le fond général de la pathologie du rhumatisme. Un sudorifique et un excitant tel est le fond de la médication que la thérapeutique thermale lui oppose. Les eaux sulfureuses, jouissent en général de températures plus ou moins élevées qui les rendent très-avantageuses et en outre leur principe minéralisateur , le soufre par ses propriétés spécialement sudorifiques et stimulantes, se prête merveilleusement à toutes les indications à remplir.

« Ces indications se résument en ces termes : provoquer une dépression séro-humorale par la peau, relever les fonctions cutanées affaiblies et se laissant entraver, troubler par la moindre impression du froid ; maintenir la dépuration cutanée au niveau des besoins de l'état morbide diathésique, stimuler et fortifier l'innervation languissante , irrégulière et imprimer à tout l'organisme une force de résistance suffisante contre les agents extérieurs.

« La médication thermale sulfureuse mieux encore que la thermale saline, répond à ces indications.. »

Nous avons, chaque année, un certain nombre de malades atteints de rhumatismes à soigner à

St-Honoré, et nous obtenons en général d'excellents résultats.

Si chez certains sujets, les eaux sulfureuses fortes sont peut-être préférables, les eaux plus faibles, plus douces de St-Honoré , sont d'un emploi plus sûr chez certains autres plus sanguins et plus irritables.

Nous avons cherché à provoquer chez nos rhumatisants des sueurs salutaires qu'il nous a toujours été possible d'obtenir à l'aide de bains chauds et de douches générales que nous faisons habituellement administrer à 45 centig.

Les douches de vapeur sont encore employées souvent en pareils cas à St-Honoré et les malades eux-mêmes en comprennent tellement les bénéfices qu'ils demandent de leur propre mouvement à les multiplier.

Le rhumatisme, on le sait, emprunnte souvent au lymphatisme et à la scrofule quelsques-uns de leurs caractères.

Pour M. Pidoux, certaines douleurs mises sur le compte du rhumatisme ne sont que des accidents de cette maladie générale. Certains sujets, dit-il , de scrofuleux se voient tout à coup transformés en rhumatisants par leur médecin ou leur amour-propre.

Chez les rhumatisants scrofuleux, les eaux de St-Honoré, dont nous avons dit la puissance au début de ce travail, alors qu'il s'agissait de la maladie constitutionnelle elle-même , sont d'un grand secours , car elles peuvent attaquer à la fois ces deux diathèses.

Dans le rhumatisme des viscères, nous avons obtenu de très-beaux résultats et comme toujours l'amélioration a coïncidé avec le retour des douleurs anciennes dans les parties précédemment affectées.

Cependant, je dois le dire, pour cette classe de maladies plus que pour toutes les autres, c'est au temps qu'il appartient de confirmer les observations de guérison.

D'un autre côté, si les souffrances reviennent, il faut tenir compte aussi de la cause première, du milieu dans lequel le sujet est forcé de retourner vivre ; or ce n'est qu'à la condition de faire disparaître la cause , que nous pouvons espérer de combattre efficacement et d'annihiler les effets.

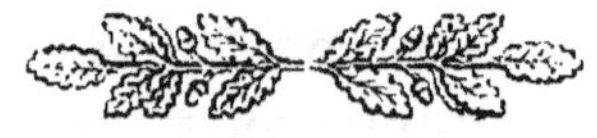

MALADIES DE LA PEAU.

Différentes écoles se partagent l'étude des affections de la peau et tel malade qui pour un médecin est atteint de dartres, peut parfaitement pour un autre ne porter sur lui qu'une affection dépendant d'une diathèse scrofuleuse , arthritique, syphilitique.

Nous reviendrons sur ces discussions , mais disons d'abord qu'il existe pour nous au point de vue de la médication par les eaux de St-Honoré, deux formes bien différentes :

Les affections suintantes ;
Les affections sèches de la peau.

Les affections humides sont guéries plus rapidement que les dartres sèches, et ce qui fait surtout la désolation des malades est pour le médecin un gage presque assuré de guérison.

Les eaux de St-Honoré jouissent dans la contrée et dans les départements voisins d'une réputation bien grande contre les maladies de la peau, et les gens du pays citent encore certains faits dont ils ont été témoins alors qu'il n'existait que de simples ouvertures sur l'emplacement des puits Romains dans lesquels les malades des environs venaient se baigner.

Bacon et Pillien les vantent contre les maladies cutanées et citent des observations à l'appui. Il est fâcheux qu'ils n'aient pas précisé quelle espèce de dartres ils avaient vu guérir. Si l'on en juge cependant par ce que dit le premier de ces médecins, ce serait une affection arthritique qu'il aurait choisie pour faire connaître les vertus de nos eaux ; voici ce qu'il dit en effet : « M. Martin, vétéran, demeurant à Chateau-Chinon, était rongé de *dartres et rempli de douleurs*. Après avoir employé beaucoup de remèdes et pris les eaux minérales d'Aix-la-Chapelle, il a été obligé d'avoir recours à celles de St-Honoré dont il a obtenu une entière guérison. »

Pillien cite un cas de dartres squammeuses humides ce qui prouverait assez qu'à cette époque comme aujourd'hui c'était encore dans ces cas que l'on obtenait les plus beaux succès : « M. de T., dit-il âgé de 67 ans, avait contracté l'habitude du plaisir et de l'exercice, lorsque des circonstances le forcèrent à vivre dans la retraite et l'isolement. Les fonctions de la digestion et de la transpiration ne tardèrent pas à éprouver l'influence de ce nouveau régime. Des démangeaisons très-vives se firent bientôt sentir aux deux mollets où parurent en peu de temps deux larges dartres *squammeuses humides.*

Différents remèdes avaient été employés : M. de T. ressentait des douleurs atroces et des démangeaisons insupportables lorsqu'il se rendit à St-Honoré, il y prit les eaux sous toutes les formes, pendant deux saisons consécutives et sa guérison fut complète. »

Pour mon prédécesseur, le docteur Allard, les affections suintantes de la peau étaient aussi celles qui le plus souvent étaient guéries à St-Honoré. « Toutes les affections suintantes de la peau, écrivait-il dans la revue d'*Hydrologie médicale de Strasbourg*, eczéma, impétigo, etc., trouvent dans les bains et les petites douches mobiles de puissantes ressources. J'ai eu d'ailleurs l'occasion d'observer la guérison d'un large impétigo des mains, sous l'influence des boissons et des inhalations, sans bains. »

Quant à notre propre pratique, nous établissons une différence bien tranchée entre la dartre elle-même et les affections de nature rhumatismale, scrofuleuse, qui ne sont que l'expression à la peau, d'une maladie constitutionnelle. Il est bien entendu aussi que nous rangeons à part les prétendues dartres qui ne sont que des affections entretenues par des parasites végétaux ou animaux.

L'eau en boisson, les grands bains, les bains de vapeur, les douches générales, sont employés à St-Honoré, et nous avons surtout recours à nos douches locales mobiles, dont nous pouvons varier la forme suivant les exigences que réclame chaque cas en particulier.

N'oublions pas de mentionner ici les immenses services que nous rendent encore nos salles d'inhalation contre les affections de la peau.

J'aborderai ce sujet dans la deuxième partie de ce travail. Par son action physiologique, l'eau minérale devient tout à la fois purgative et diurétique à volonté, elle augmente la sécrétion cutanée qui, chez certains sujets, est plus ou moins complétement abolie, abolition qui seule dans certains cas, est cause d'affections que l'on voit disparaître aussitôt que cette fonction a été rétablie.

Nous sommes loin de penser cependant qu'il soit toujours d'une nécessité absolue de boire de l'eau minérale de St-Honoré pour arriver à la guérison des affections psoriques ; les bains sont la partie essentielle du traitement, et après eux viennent les douches générales et locales, mais disons que l'eau prise en boisson est toujours un adjuvant sérieux qu'il ne faut jamais négliger.

Dans toutes les affections cutanées, le traitement externe doit donc marcher de pair avec le traitement interne, et qui plus est, dans certaines maladies de cause externe, le médecin, comme le veut M. Devergie, doit diriger les trois quarts du traitement sur cette cause.

L'emploi de l'eau en bains et en douches ne peut pas être soumis à une règle uniforme. Le mode de balnéation, la température, la durée, devront varier suivant la maladie à combattre, le tempérament, la constitution du sujet.

On peut voir quelquefois survenir des améliorations chez des malades atteints d'affections à l'état aigu, alors qu'on les met cependant en contact avec une eau dont les propriétés sont irritantes; la légère excitation qui en résulte cède bientôt, la douleur et le prurit disparaissent et laissent après eux les plaies marcher vers la cicatrisation. Cette action thérapeutique des eaux de St-Honoré a du reste été remarquée pour les eaux d'Uriage par M. Gerdy. « Cette manière d'agir s'explique, dit-il, par la composition chimique de l'eau qui réunit les propriétés sulfureuses et celles de l'eau de mer. Les lotions avec l'eau de mer ou de l'eau salée ont une influence répressive ou résolutive assez prononcée sur beaucoup d'irritateurs de la peau. Les lotions d'eau sulfureuse aussi, calment souvent les éruptions cutanées. Il n'est donc pas étonnant qu'une eau à la fois sulfureuse et salée agisse sous ce rapport d'une manière énergique. »

Lorsque l'excitation produite au début du traitement par les eaux de St-Honoré, devient trop forte, nous nous trouvons bien des bains de la source des *Romains*.

Cette eau, moins sulfureuse ou du moins contenant une quantité moindre d'hydrogène sulfuré, ne tarde pas à ramener le calme et nous pouvons alors revenir sans danger aux bains de la *Crevasse*.

Il n'est pas rare de voir les malades après quelques bains se croire radicalement guéris et s'abandonner à la joie que leur cause un succès si prompt, mais il faut alors avoir bien soin de les prévenir que cette guérison n'est qu'apparente, et le résultat vient confirmer nos prévisions car une recrudescence est presque toujours la règle, et ce n'est que petit à petit que la

7

maladie revient à une guérison définitive. Il est bien entendu qu'il faut tenir compte du genre de l'affection et de son ancienneté.

La durée du traitement de ces sortes d'affections est trop courte, dans l'immense majorité des cas. Comme je l'ai dit, faire une saison, ce qui représente pour les malades de vingt à vingt-cinq jours, paraît toujours suffisant et nous avons grand peine à faire comprendre qu'il ne peut rien y avoir de fatalement arrêté.

D'un autre côté, il faut bien tenir compte de la saturation minérale qui n'a rien de limité dans son évolution, mais qui, alors qu'elle s'est montrée, nécessite forcément un repos qui varie encore suivant les individus.

La douche en agissant localement sur certaines maladies de peau et d'une manière générale sur la constitution tout entière est souvent employée à St-Honoré : comme pour le bain, c'est la maladie elle-même, c'est l'idyosincrasie du sujet qui en font modifier la température, la durée, la force.

Les douches locales mobiles, promenées sur les surfaces malades, ont sur les grandes douches l'avantage d'envoyer sur les parties elles-mêmes une eau qui sort directement de la source, et qui

par conséquent n'a point été désulfurée par
l'élévation artificielle de sa température.

Au tube de caoutchouc peuvent se visser
différents appareils suivant les besoins du malade
et les indications du médecin.

MALADIES DE LA MATRICE.

Le rôle immense que joue la matrice dans la
physiologie et la pathologie de la femme doit
faire pressentir les nombreuses maladies qui
peuvent assaillir cet organe, et nous croyons
pouvoir dire, sans crainte d'être démenti, que
ces affections deviennent plus nombreuses chaque jour.

Il nous serait impossible, sans sortir des
limites de ce travail, de prouver ce qui pour
nous est de la dernière évidence, que tout con-
court à les augmenter. Il faudrait pour cela
passer en revue les modificateurs physiques et
moraux qui agissent sur la femme, depuis la
puberté jusqu'à la ménopause, montrer les causes sérieuses de maladies qui résultent de certaines habitudes de la vie, des infractions à l'hy-

giène. etc. Nous ne pouvons que donner ici un aperçu sommaire de quelques affections heureusement traitées par nos eaux.

Aménorrhée-Dysménorrhée. — J'ai dit en parlant de l'action physiologique des eaux de St-Honoré, qu'elles activaient la menstruation, c'était assez faire prévoir leur utilité dans les cas qui nous occupent.

Au moment de la puberté, cette fonction qui domine la pathologie de la femme ne s'établit pas toujours d'une manière régulière, aussi voit-on souvent des affections sérieuses naître à cette époque de la vie.

Les bains, l'eau en boisson, les douches ne tardent pas à être suivis d'un heureux résultat en reconstituant la malade, en augmentant la richesse du sang, en même temps qu'une poussée plus efficace vient se faire vers les organes.

Dans un grand nombre de maladies la suppression des menstrues est toujours l'indice d'une aggravation, de même que le retour de la fonction est certainement le point de départ d'une amélioration notable sinon d'une guérison complète.

Il peut arriver qu'à la suite d'une imprudence pendant l'époque menstruelle, la femme voie tout à coup le sang se frayer une autre route. C'est habituellement par les muqueuses que se fait cette hémorrhagie supplémentaire, et si l'écoulement du sang n'est pas la suite de cette déviation, toujours est-il qu'une congestion sérieuse en est la conséquence et peut amener après elle des affections graves pour celui des organes qui a été atteint.

Cela est d'autant plus facile à comprendre que c'est toujours vers l'organe qui présentait déjà un surcroît de vitalité que se fait la congestion.

Nous avons observé à St-Honoré bien des cas pareils à ceux que nous signalons ici et nous les avons toujours vus céder avec le retour de la fonction supprimée ou déviée. Ainsi bon nombre de prétendues laryngites, accompagnées chez de jeunes filles d'une extinction plus ou moins complète de la voix et survenant à la suite d'une diminution de l'écoulement menstruel, ne sont pas autre chose que de simples congestions de la muqueuse laryngienne, la laryngoscopie en donne la preuve évidente. Que les règles, à la suite du traitement minéral, soient augmentées l'on voit bientôt la coloration foncée de la muqueuse disparaître et avec le retour de la voix, les cordes vocales elles-mêmes qui participaient à cette rougeur congestive, reprendre leur coloration première.

Leucorrhée. — C'est une affection extrêmement commune qui paraît être habituelle chez les femmes lymphatiques, et chez celles surtout qui habitent les grandes villes.

Incommodes d'abord, ces pertes peuvent avoir pour résultat des ulcérations graves et un engorgement de la matrice elle-même.

Outre ces accidents locaux, les fleurs blanches ont par fois un fâcheux retentissement sur l'organisme entier. Les malades tombent alors dans un état de langeur suivi bientôt du trouble des organes digestifs. L'estomac devient souffrant, l'appétit capricieux, et avec l'anémie paraissent des névralgies qui font le désespoir de la malade et du médecin.

Un traitement sulfureux local et général agit directement sur les parties malades, en même temps qu'il s'adresse à la constitution elle-même.

Le changement de climat, des habitudes nouvelles, des journées bien remplies succèdant à une vie oisive, sont autant de causes efficaces qui viennent s'ajouter à la médication minérale et soustraire la malade aux conditions au milieu desquelles avait paru la maladie.

Affections nerveuses. — L'eau hyposthénisante de St-Honoré est encore d'un utile emploi contre ces affections qu'il suffit de connaître pour comprendre toute l'importance de leur guérison. Les névralgies, les viscéralgies, les névroses même peuvent être la conséquence d'une affection de l'uterus.

Si cette affection est sous la dépendance du vice scrofuleux ou herpétique, ce qui arrive fréquemment, l'action directe du soufre viendra s'unir à l'effet sédatif dont nous avons parlé.

Abaissement, déviation. — L'utérus une fois congestionné pèse plus lourdement sur les attaches chargées de le soutenir ; les ligaments perdent de leur élasticité, l'abaissement et la déviation se produisent.

C'est alors que par des douches fortement révulsives et dirigées loin de l'organe malade on arrive a diminuer la congestion et à rendre aux ligaments leur élasticité première.

Tubercules. — Cette affection se remarque presque toujours chez des malades atteintes de tuberculisation pulmonaire, elle est annoncée par une menstruation irrégulière et douloureuse.

Ce que je dirai bientôt de l'action de nos eaux sur la phthisie en général, montrera les résultats que l'on peut en attendre dans les cas qui nous occupent, à la condition de ne pas venir en réclamer les bénéfices alors que la maladie trop avancée ne laisse plus aucun espoir de guérison.

Stérilité. — Existe-t-il des eaux capables de combattre la stérilité, et comme le dit M. Constantin James « existe-il dans beaucoup d'eaux, en plus de l'action thérapeutique, une sorte d'influence secrète, mystérieuse même, qui se traduit chez quelques femmes par une aptitude spéciale à la fécondation ? » Nous n'avons pas la prétention d'invoquer pour nos eaux une influence pareille, mais nous sommes convaincu de leur efficacité alors que la stérilité tient à une diathèse scrofuleuse, herpétique, à un défaut de menstruation ou à toute autre affection utérine qui rentre dans leur spécialité.

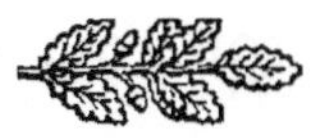

SYPHILIS.

Un grand nombre d'opinions ont été émises sur l'opportunité du traitement de la syphilis par les eaux minérales sulfureuses. Certains médecins les préconisent hautement, d'autres les regardent comme sans valeur : Il en est même qui vont jusqu'à les croire nuisibles.

Presque tous cependant s'accordent à leur reconnaître la propriété de rappeler un virus caché, de localiser sur la peau des états morbides vagues de nature syphilitique.

« Nous ne pensons pas, nous ne voulons pas faire croire, dit Bordeu, que nos eaux guérissent les maux vénériens. » Et cependant avant de se prononcer aussi catégoriquement, on pourrait reprocher au célèbre médecin d'avoir écrit plusieurs observations de syphilis qui, selon nous, sont en contradiction complète avec les conclusions que je viens de citer.

Dans mon travail sur les eaux sulfureuses de Guagno, je disais : loin de regarder le traitement minéral comme favorable, nous le regardons comme dangereux. En effet, tous les malades qui, pendant la saison, ont été soumis soit au traitement minéral seulement, soit en même temps à une médication anti-syphilitique, tous ces malades, dis-je, loin d'en retirer un bon résultat, ont vu leur maladie s'aggraver à un point tel qu'il a fallu suspendre les eaux ; à partir de ce moment, les accidents se sont amendés.

Les observations que nous avons faites à Saint-Honoré sont tout à fait différentes de celles de Guagno et cela tient, je crois, à plusieurs causes ; d'abord dans les hôpitaux militaires les malades se présentent en général avec de fortes constitutions, ils sont à un âge où les réactions sont vives et où il est par conséquent difficile de *doser* sérieusement la médication thermale employée contre une affection pareille ; de plus le traitement s'adresse toujours à des accidents qui, s'ils ne sont aigus, ne présentent pas du moins ce caractère de chronicité contre lequel les eaux sulfureuses ont le plus de prise.

Tout en ne regardant pas les eaux de Saint-Honoré comme un médicament spécifique, nous pensons qu'elles peuvent être d'une grande utilité.

1° *Comme diagnostic* ;

2° *Comme adjuvant* du traitement chez certains sujets ; comme tonique et reconstituant chez

les malades affaiblis, où chez les enfants hérédi-
tairement infectés.

1° *Comme moyen de diagnostic.* — Toutes les
eaux sont-elles capables de dégager l'inconnu,
comme le veut Patissier, ou bien cette propriété
est-elle inhérente aux eaux sulfureuses ? C'est
ce qu'il ne nous appartient pas de décider,
toujours est-il que ces dernières, au dire de la
plupart des médecins inspecteurs, appellent à la
peau des manifestations syphilitiques qu'on ne
soupçonnait pas.

« Certaines eaux, dit M. Constantin James,
jouissent de la remarquable propriété d'appeler
au dehors le virus syphilitique caché profondément au sein des tissus. »

Nous ne craignons pas de placer les eaux de
St-Honoré au nombre de ces dernières et nous
possédons plusieurs observations qui prouvent
assez la vérité de notre assertion.

2° *Comme adjuvant.* — Les eaux de St-Honoré
sont d'une efficacité positive chez certains
malades atteints de manifestations syphilitiques.

Je commence d'abord par mettre hors de cause
toutes les affections récentes qui, je le crois,
seraient au contraire exaspérées par la médi-

cation thermale. Mais chez certains sujets d'un lymphatisme exagéré la médication sulfureuse est d'un heureux concours. Il semble qu'elle donne à l'économie une aptitude nouvelle à se laisser influencer par le traitement spécifique.

C'est donc dans des cas pareils qu'on ne saurait trop méditer le passage suivant du *Guide aux eaux minérales* de M. Constantin James : « Défiez-vous de ces éruptions cutanées que les traitements ordinaires ne peuvent ni guérir, ni même sensiblement modifier. Pour peu qu'il existe quelque antécédent vénérien, vous avez peut être affaire à une infection générale ; c'est alors que l'épreuve des eaux et surtout des eaux sulfureuses devient une excellente pierre de touche qu'il ne faut pas négliger. »

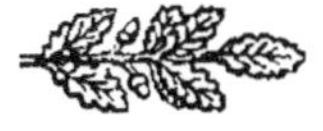

AFFECTIONS

DES VOIES RESPIRATOIRES (1)

———

DES SALLES D'INHALATION.

Historique. — Au nombre des causes qui sont appelées à rendre à St-Honoré son ancienne splendeur, nous n'hésitons pas à placer en première ligne ses salles d'inhalation.

On confond trop souvent le traitement qui consiste à respirer un air chargé de gaz naturellement produit par les sources, et celui qui, au contraire, réside dans l'inhalation des vapeurs forcées s'échappant d'un générateur et n'entraînant rien ou presque rien des principes qui

———

(1) Extrait en partie d'un travail présenté à l'académie de médecine et qui a valu au docteur Collin, en 1865, une médaille de bronze.

constituent l'eau minérale qui a servi à les former.
Nous voyons d'un côté l'inhalation telle que
nous la pratiquons à St-Honoré, et de l'autre
une étuve dont les effets thérapeutiques diffèrent
complètement.

Au début de l'installation des thermes de
St-Honoré, on pensa avec raison à utiliser
l'énorme quantité d'eau fournie par les puits
romains et ce fut au-dessus de ces puits que l'on
construisit les salles d'inhalation.

Voici la description qu'en faisait notre confrère
Allard à la *Société d'hydrologie* dans la séance
du 5 janvier 1857 :

« Les trois salles d'inhalation de Saint-Honoré,
s'élèvent au-dessus de grands réservoirs au fond
desquels se voient encore les puits creusés par
les Romains et d'où émergent les sources dites
de la *Marquise* et des *Romains*. L'eau minérale,
abandonnée à sa température native de 31 degrés
centigrades, laisse dégager des vapeurs par de
grandes bouches, dans les salles où se réunissent
les malades. Ce sont donc, selon la nomenclature
de M. François, des vapeurs spontanées. Leur
température, à la bouche même, est de 27 à 29
degrés centigrades, et dans la salle la température oscille entre 20 et 22 degrés. Les vapeurs,

très-visibles en hiver et dès qu'un refroidissement de l'atmosphère provoque leur condensation , ne s'aperçoivent pas en été. Elles rendent légèrement humides les vêtements et le linge des personnes qui y séjournent quelque temps sans que pour cela on soit obligé de changer de vêtements en sortant, ou même d'en prendre de spéciaux pour venir à la salle. Les vapeurs altèrent pourtant les livres et les linges qu'on y laisse. Ces objets se mouillent, se couvrent de taches noires , et finissent à la longue par être tout à fait hors d'usage. Sur les vitres et sur les murs, se voient ordinairement de petites gouttes d'eau qui se détachent de temps en temps du plafond couvert, ainsi que les murs, de nombreuses taches jaunes, de champignons et de conferves sous forme d'arborescences brunes. Quant on entre dans la salle d'inhalation , l'odeur sulfureuse est très-peu sensible, et ne devient très-manifeste qu'à mesure qu'on s'approche des bouches et surtout qu'on se penche sur celles-ci. »

La quantité d'hydrogène sulfuré contenu dans les salles d'inhalation était donc à peine appréciable à cette époque, alimentées qu'elles étaient par les vapeurs qui s'échappent spontanément de la surface de l'eau contenue dans le réservoir des *Romains* et mise en communication avec la salle par de larges ouvertures.

Il existait un autre inconvénient, remarqué par M. Allard. C'était un courant d'air qui s'établissait des salles au réservoir et réciproquement, et qui diminuait la quantité et la vitesse de dégagement des gaz. M. Jules François y remédia en construisant des cloisons dans le réservoir, de manière à simuler de véritables puits qui viennent s'ouvrir encore aujourd'hui au niveau du sol des salles d'inhalation.

En 1859, on eut l'heureuse idée de faire arriver le trop plein de la source de la *Crevasse* dans un des puits de la salle, qui fut alors alimentée par les deux sources, et l'on vit immédiatement augmenter la quantité d'hydrogène sulfuré.

« La salle d'inhalation est la partie la plus intéressante de l'établissement de Saint-Honoré, disait en 1859 M. le docteur Allard.

« C'est une grande salle de 9 mètres de largeur sur 8 de longeur : deux ouvertures en forme de puits de 1 mètre 50 centimètres de largeur sur 2 mètres de profondeur reçoivent les jets en cascade des sources. Une roue hydraulique horizontale à palettes héliçoïdes, tournant sans cesse au fond de chacun de ces puits, sous l'impulsion d'un jet continu d'eau sulfureuse venant directement de la source, désulfure l'eau à sa température naturelle en la battant avec l'air, et imprime à la vapeur sulfureuse naissante un courant ascendant jusque dans la salle, où la température oscille entre 24 et 27 degrés centigrades, suivant la température et l'état barométrique de l'atmosphère. »

A mon arrivée à St-Honoré, en 1860, je trouvai les changements suivants : La salle principale avait été conservée avec ses deux puits alimentés par l'eau des *Romains* et dont un seul recevait le trop plein de la *Crevasse*.

Seul aussi ce dernier était muni de la roue hydraulique dont je viens de parler.

En entrant dans cette salle, on y reconnaissait facilement la présence de l'hydrogène sulfuré, mais il était facile aussi de voir que le trop plein de la *Crevasse* qui y arrivait, en repartait incomplétement désulfuré. La roue, en effet, sur le résultat de laquelle on avait tant compté, et dont le mouvement était très-lent, agitait l'eau en masse et ne la divisait pas.

Une salle réservée avait été créée, séparée de la première par deux portes à deux battants et munie d'un puits alimenté exclusivement par la source des *Romains*. Si l'on veut bien se rappeler ce que j'ai dit de la quantité à peine appréciable d'hydrogène sulfuré se dégageant de cette source, on comprendra que cette salle n'avait rien de spécial si ce n'est le prix plus élevé exigé pour y rentrer.

Les murs et le plafond étaient d'un blanc immaculé, et il suffit l'année suivante de laisser les portes de communication ouvertes pour les voir, comme dans la salle voisine, se couvrir de taches noires ou d'un jaune très-foncé.

Diviser l'eau le plus possible, pour obtenir une quantité suffisante d'hydrogène sulfuré, tout le problème était donc là ; une expérience bien simple me l'avait montré.

Si prenant un verre, on le place sous le robinet de la *Crevasse* ou de l'*Acacia*, et qu'on le porte rapidement à son nez, on sent une très-forte odeur d'hydrogène sulfuré.

Si, au contraire, on le porte lentement ou si on le reçoit des mains de la personne chargée de ce service, l'odeur est à peine sensible ; mais elle reparaît presque aussi forte que dans la première expérience, si l'on verse le contenu dans un second verre.

Il faut ainsi remplir alternativement chacun des verres plusieurs fois avec le même liquide pour que l'odeur sulfureuse disparaisse complètement. Pour augmenter donc la quantité d'hydrogène sulfuré dans le puits qui recevait l'eau de la *Crevasse*, et qui à lui seul devait suffire aux salles d'inhalation, je fis arriver par le sommet d'un tube l'eau qui retombait en se divisant de cascades en cascades dans trois vasques superposées.

La température de nos salles d'inhalation s'élevait souvent pendant la saison jusqu'à 29 et 30 degrés centigrades, alors que le thermomètre extérieur marquait 20 ou 21. Je remédiai à ce que je crois un grand inconvénient, en diminuant des deux tiers l'eau des *Romains* dont la température, je l'ai dit, est de 31 degrés. Je reviendrai du reste sur la température de nos salles et sur les effets que je lui attribue.

État actuel. — Comme je l'ai déjà dit en décrivant l'établissement. quand on entre dans la salle centrale de l'établissements de St-Honoré, on aperçoit en face un vitrage au-delà duquel se trouve notre grande salle d'inhalation où l'on arrive par un escalier de huit marches, de chaque côté duquel coule l'eau des buvettes. Cette salle, haute de 4 mètres 75 centimètres a 11 mètres de largeur sur 7 de profondeur. Elle est éclairée à l'Est par deux fenêtres en même temps que le vitrage dont j'ai parlé l'éclaire à l'Ouest. A gauche, elle communique avec les vestiaires et à droite, par deux grandes portes, avec la salle d'inhalation réservée.

De chaque côté de la salle, et situées de manière que l'on puisse s'asseoir ou se promener, se trouvent deux ouvertures en forme de puits de 2 mètres de profondeur sur 1 mètre 50 c. de largeur; il est facile, à l'aide de bouches ménagées dans les parois, d'y recevoir une quantité plus ou moins considérable de l'eau des *Romains*, dont les réservoirs entourent les puits de tous côtés. Du milieu des puits s'élève, à une hauteur de 80 centimètres, un tuyau de 8 centimètres de diamètre amenant directement l'eau de la *Crevasse*.

Au-dessus de ce tuyau, peuvent se visser deux appareils différents, que j'ai fait construire pour diviser l'eau autant que possible, et avoir par conséquent, avec une quantité de liquide relativement faible, une abondance considérable d'hydrogène sulfuré. Le premier de ces appa-

reils est simplement une boule creuse de 30 centimètres de diamètre, dont la partie supérieure est
percée de plusieurs rangées de trous très-petits.

L'eau , partant d'un niveau supérieur , est
divisée en mille jets qui, s'élancant de la boule
viennent retomber en se désulfurant sur les
parois du puits.

Le second appareil est plus compliqué, mais
je suis tellement enchanté des résultats que j'en
obtiens, que je suis persuadé, qu'une fois connu,
il sera d'un grand secours dans les établissements
thermaux qui n'ont qu'une faible quantité d'eau
à employer pour les salles d'inhalation.

Cet appareil se compose comme le premier,
d'une boule d'environ 30 centimètres de diamètre, de la circonférence de cette boule partent
horizontalement huit tubes, de 4 centimètres de
largeur sur 4 de diamètre.

Ces huit tubes se subdivisent eux-mêmes chacun en deux autres, de 2 centimètres de diamètre sur 30 de longueur qui, s'éloignant d'abord
l'un de l'autre, se recourbent et tendent à se
réunir après avoir formé un cercle incomplet.
Leurs orifices, de 4 millimètres, se trouvent en
face l'un de l'autre et sur le même plan, à une
distance de 8 centimètres environ.

L'eau sulfureuse, après avoir rempli la boule, arrive dans chacun de ces couples, et sort avec d'autant plus de force que le niveau d'où elle arrive est plus élevé. Les deux jets se rencontrant forment alors une nappe d'eau circulaire et perpendiculaire aux tuyaux qui la forment.

Nous obtenons ainsi huit de ces nappes d'environ 30 centimètres de diamètre, dont la rotation continuelle, tout en n'exigeant qu'une faible quantité d'eau n'en remplit pas moins la salle de vapeurs hydrosulfurées. Cet appareil possède en outre un avantage grandement apprécié par les malades, c'est de faire peu de bruit et de permettre aux personnes qui sont dans la salle, de causer à voix basse, ce qu'il était impossible de faire lorsque l'eau tombait en cascades dans les vasques dont j'ai parlé.

Si l'on veut bien considérer, qu'en général les malades qui sont soumis aux inhalations sont atteints d'affections pulmonaires ou laryngiennes, on comprendra aisément les inconvénients d'une causerie qui exigeait une fatigue plus considérable encore que celle de la conversation ordinaire.

J'ai dit que l'on communiquait de la salle commune par deux portes à deux battants dans

la salle réservée. Cette salle, de la même hauteur
que la précédente, est éclairée par deux fenêtres
et a 7 mètres de longueur sur 4 mètres 20 centimètres de large. Son puits pareil aux deux autres,
est situé au centre et reçoit aussi aujourd'hui
l'eau de la *Crevasse*, qui est divisée par les mêmes
appareils.

TEMPÉRATURE

DES SALLES D'INHALATION DE ST-HONORÉ.

La température des salles d'inhalation, en
1860, variait de 24 à 27 degrés, et était portée
quelquefois jusqu'à 30 degrés, lorsque le nombre
des malades était considérable.

Je n'ai pas été longtemps à reconnaître que
certains accidents qui enrayaient le traitement,
qui forçaient quelquefois à suspendre les séances
d'inhalation, et ce qui est bien plus grave, que
certaines hémoptysies étaient le résultat d'une
congestion pulmonaire provoquée par l'inhalation d'air trop échauffé.

En effet, depuis que j'ai fait disparaitre la plus
grande quantité de l'eau des *Romains*, et que

j'ai obtenu une température moyenne de 18 à 20 degrés, je n'ai point remarqué pareils accidents chez les malades dont j'ai dirigé le traitement, et cependant l'hydrogène sulfuré est en plus grande quantité aujourd'hui dans nos salles qu'il ne l'était autrefois.

Plusieurs auteurs déjà se sont élevés contre l'inhalation des vapeurs trop chaudes. « Il faut se garder, dit M. Durand Fardel, en élevant la température de l'eau minérale, ou en employant les vapeurs d'une eau minérale thermale à un haut degré, de transformer la salle d'inhalation en étuve. Nous n'avons pas besoin d'expliquer les inconvénients qui pourraient en résulter pour les catarrheux et surtout pour les phthisiques. M. Filhol a parfaitement exposé les inconvénients particuliers de la température élevée des vapeurs portées dans l'appareil respiratoire. »

Condamner les phthisiques au supplice du vaporarium, écrit M. Champouillon dans le *Moniteur des Hôpitaux*, c'est en vérité les condamner à périr victimes du fanatisme insensé des innovations. »

« La température des vapeurs doit être telle, dit M. Patissier, que les malades puissent les respirer assez longtemps, sans qu'il survienne de la gêne dans la respiration, ou de la douleur dans le thorax. »

Les malades arrivent à la salle d'inhalation de Saint-Honoré sans être obligés de prendre un costume spécial, et nous leur recommandons simplement, lorsque le temps est humide, de se munir d'un pardessus ou d'un cache-nez.

Je n'ai plus aujourd'hui à combattre de ces bronchites qui étaient autrefois causées par le passage subit d'une température de 27 à 30 degrés à l'air extérieur souvent plus froid.

Je suis loin cependant de dire que l'on peut impunément séjourner dans nos salles d'inhalation, et il faut au médécin qui les ordonne et les surveille, une habitude que l'expérience seule peut donner. Il faut aussi tenir grand compte de l'idiosyncrasie des sujets. Il est certains malades chez lesquels les congestions se font avec une facilité telle, que le médecin doit employer une prudence extrême pour administrer un traitement sulfureux. Ces cas sont rares mais existent cependant.

J'ai donné mes soins il y a quatre ans, à M. le contre amiral de X..., qui, après deux ou trois séances, suivies cependant de révulsifs énergiques sur les extrémités inférieures, fut pris

pendant la nuit de congestions pulmonaire et
cérébrale qui nécessitèrent une saignée , des
sinapismes, des applications de glace sur la tête,
et qui tinrent en danger pendant plusieurs
heures la vie de ce brave marin.

En me servant presque exclusivement de la
source de la *Crevasse* , j'ai délivré nos salles
d'inhalation d'une quantité énorme de vapeurs
d'eau que l'on voyait se condenser sur les murs
et retomber en gouttelettes du plafond.

D'un autre côté, la quantité d'eau des *Romains*
que nous recevons dans nos puits, répand assez
de vapeur pour que l'air soit suffisamment
chargé d'humidité, et que les malades dont la
muqueuse pulmonaire est si susceptible puissent
s'y trouver parfaitement.

Nous sommes aujourd'hui à Saint-Honoré
dans les conditions telles que les désirent les
auteurs du *Dictionnaire des eaux minérales*.
« En résumé, disent-ils, le mode d'inhalation
que nous croyons généralement préférable près
des eaux sulfureuses est l'inhalation de l'hydrogène sulfuré dépouillé d'un excès de vapeurs
d'eau. »

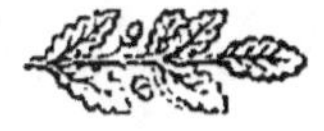

EFFETS PHYSIOLOGIQUES.

Au début de ma pratique thermale à Saint-Honoré, j'avais été frappé de la contradiction qui existait entre les propriétés stupéfiantes bien reconnues de l'acide hydrosulfurique, et les effets congestifs que je voyais souvent se produire sous mes yeux chez les malades soumis aux inhalations de ce gaz.

Je ne veux pas parler des effets consécutifs à de fréquentes inhalations, à la saturation minérale qui se manifeste, comme chacun sait, par une excitation facile à comprendre, mais d'une excitation sur place, si je peux m'exprimer ainsi.

La lecture des auteurs les plus estimés laissait encore mon esprit en suspens, et je fus forcé d'avoir recours à l'observation et à des expériences que je fis sur moi-même.

Voici aujourd'hui comment je considère les effets physiologiques des inhalations sulfureuses de Saint-Honoré. Je les divise en trois périodes :

1re période, ou *période de sédation* ;
2e période, ou *période de retour* ;
3e période, ou *période d'excitation*.

Je vais tâcher de faire comprendre la différence qui existe entre ces trois temps de l'inhalation.

En entrant dans nos salles on sent une forte odeur d'hydrogène sulfuré, qui par la plupart des malades est parfaitement supportée. On ne tarde pas à ressentir un certain bien-être caractérisé par une respiration plus calme, qui semble plus facile et une diminution dans le nombre et la force des pulsations artérielles. Une douce moiteur se répand sur tout le corps, c'est l'action sédative, hyposthénisante que j'appelle la première période de l'inhalation.

Après un certain temps, qui varie suivant les sujets, et qui en général est de quinze à trente minutes, les mouvements inspiratoires tendent à revenir à leur type normal, et les battements du pouls reprennent petit à petit, en nombre et en intensité, ce qu'ils avaient perdu d'abord. J'appelle ce temps de l'inhalation la deuxième période ou période de retour. La troisième période, ou d'excitation, suit de très-près la seconde ; elle est caractérisée au début par de la pesanteur à la tête qui faible d'abord, augmente au point d'amener une véritable céphalalgie que j'ai vue accompagnée de vertiges.

Une légère excitation , caractérisée par de la

sécheresse et des picotements à l'arrière gorge, ne tarde pas à provoquer quelques accès de toux sèche et fatigante qui, bientôt, chez certains sujets sanguins, serait suivie d'hémoptysie s'ils continuaient l'expérience.

Les pulsations augmentent d'intensité et de nombre. La face se congestionne, et il est nécessaire d'avoir recours à des révulsifs sur les extrémités inférieures pour rétablir un équilibre qu'on n'obtient pas toujours facilement ; la céphalalgie surtout persiste quelquefois toute la journée.

Il va sans dire que ces effets ne sont pas d'une exactitude mathématique, et que le passage d'une période à une autre, de la sédation à l'excitation, demande un temps plus ou moins long suivant l'idiosyncrasie des sujets, l'affection dont ils sont atteints, l'habitude qu'ils ont de la salle d'inhalation, les dispositions dans lesquelles ils se trouvent, etc.

Certains malades ne peuvent pas supporter la salle d'inhalation sulfureuse plus de quelques minutes ; j'en ai vu d'autres y passer plusieurs heures et, qui plus est, ne respirer librement qu'au milieu de cette atmosphère chargée des principes minéralisateurs de nos eaux. Je tâche rai plus loin d'expliquer cette immunité en parlant de l'action de l'hydrogène sulfuré lui-même sur la muqueuse pulmonaire. Hâtons-nous de dire que, dans ce dernier cas, cette exception aux règles que je viens de poser est souvent le résultat de nombreuses inhalations antérieures.

Les effets physiologiques que je viens de décrire ne sont pas les seuls produits par l'inhalation des vapeurs contenues dans nos salles, et j'aurai à parler de la saturation minérale, résultat de l'absorption pulmonaire, en traitant des effets thérapeutiques de cette médication.

J'ai dû naturellement me demander quelle était la cause des différentes périodes que je viens de décrire, pourquoi l'inhalation produisait d'abord sur l'organisme un effet sédatif, et pourquoi à cette hyposthénisation succédait l'excitation.

MM. Trousseau et Pidoux se demandent s'il ne faut pas attribuer ce dernier résultat, qui va quelquefois jusqu'à l'hémoptysie, à l'élévation des lieux où se prennent ordinairement les eaux sulfureuses. « lieux où les crachements de sang sont si fréquents, surtout chez ceux qui, auparavant, habitaient des pays peu élevés au-dessus du niveau de la mer. »

Tout en prenant cette cause en sérieuse considération, je répondrai que j'ai vu survenir des hémoptysies à Saint-Honoré qui n'est élevé que de 272 mètres, chez des malades qui habitaient le pays même ou les environs.

M. Filhol, dans son traité si justement estimé des eaux minérales des Pyrénées, a voulu trouver, à l'excitation produite par l'absorption de l'hydrogène sulfuré dont les propriétés stupéfiantes sont reconnues par tous les auteurs, une cause simplement chimique et qui paraît admise par la plupart des écrivains hydrologistes. « L'absorption de l'acide sulfhydrique par les poumons introduira, dit-il, au bout de peu de temps, dans le sang plus de soufre que n'eut pu y en introduire l'absorption par la surface cutanée.

« La première action sera sans doute celle qu'on attribue à l'acide sulfhydrique ; mais bientôt cet acide ayant été décomposé par l'oxygène , du soufre deviendra libre dans le sang lui-même et les phénomènes d'excitation ne tarderont pas à se faire sentir. »

Qu'il me soit permis de combattre l'opinion de notre savant confrère. Sa théorie paraît, je l'avoue, s'appuyer sur des faits chimiques incontestables. Que l'acide sulfhydrique une fois absorbé se décompose et que le soufre devienne libre dans le torrent circulatoire, cela est possible ; mais est-il bien certain que les choses se passent de la sorte ou du moins aussi rapidement que le veut M. Filhol ? S'il en est ainsi, où se fait ce travail de décomposition dans le corps, que je veux bien comparer pour un instant à une cornue. mais à une cornue vivante ? Les auteurs les plus estimés, Trousseau et Pidoux par exemple , nous disent que, pris à la dose de 4 décigrammes à un gramme par jour, le soufre ne donne lieu à aucun phénomène remarquable ; qu'il faut le prendre à doses fractionnées de telle manière pourtant qu'il en soit consommé 4 à 8 grammes par jour, pour voir survenir une excitation générale caractérisée par de la fréquence du pouls et de la chaleur à la peau.

Or, quelle quantité de soufre, je le demande, peut se trouver à l'état libre dans le sang d'un malade, qui. après quelques minutes passées à la salle d'inhalation, voit survenir les phénomènes d'excitation dont j'ai parlé ?

Voici encore quelques raisons sur lesquelles je m'appuie pour combattre cette opinion.

Un malade est depuis vingt minutes au milieu d'une atmosphère sulfureuse : je suppose, bien entendu, que la période de retour commence après ce laps de temps; il ressent tous les bénéfices de la période sédative de l'inhalation. S'il ne se laissait guider que par le bien être qu'il éprouve, il serait tenté de prolonger la séance ; mais plein de confiance dans son médecin, il ne veut pas dépasser les vingt minutes qui lui ont été prescrites et il sort avec le désir de revenir bientôt.

Il y a bien eu là absorption d'acide hydrosulfurique et, d'après M. Filhol, dépôt de soufre dans le sang. Où est l'excitation ? Il n'y en a pas. Au contraire, les pulsations artérielles sont diminuées et d'intensité et de nombre.

Laissez ce malade dix ou vingt minutes de plus dans la salle d'inhalation, le pouls deviendra plus fort, il sentira un peu de lourdeur de tête, de sécheresse à la gorge, quelques titillations qui amèneront des accès de toux. Qu'il sorte alors : après quelques minutes, plus de sécheresse à la gorge, plus de pesanteur à la tête, le pouls lui-même aura repris son calme.

Quelle était donc dans ce cas la cause des accidents qui débutaient ? Le soufre devenu libre dans le sang? Mais il faudrait admettre, je crois, que cette excitation ne cèderait point aussi promptement qu'elle vient de le faire, et qu'il faudrait que le soufre fût mis hors de la circulation pour voir disparaître les symptômes que je viens de signaler.

Au point de vue de la saturation par les inhalations minérales , j'admettrai sans peine la théorie de M. Filhol ; mais je ne crois pas à cette excitation instantanée, résultat de la décomposition de l'acide sulfhydrique et du soufre devenu libre dans le torrent circulatoire. Je sais bien que l'on m'objectera, que plus les eaux contiennent d'acide hydrosulfurique libre, plus elles sont excitantes ; que l'on remarque souvent une excitation très-grande après un seul bain pris dans ces conditions.

Je répondrai que je ne nie pas l'action excitante de l'hydrogène sulfuré respiré pendant un certain temps, que c'est la théorie de cette excitation que je recherche, et que dans ce cas même il faut tenir le plus grand compte de la température du bain dans lequel le malade est plongé. M. Niepce a remarqué à Allevard que l'inhalation des vapeurs sulfureuses, à la température de 18 à 20 degrés , calmait les accidents hémoptysiques, et qu'elle les provoquait au contraire si leur température était plus élevée.

Encore un exemple : Un malade, un catarrheux par exemple, va passer, le premier jour de son traitement, trois heures le matin et trois heures le soir dans une salle d'inhalation sans être incommodé le moins du monde. Que devient alors la théorie de M. Filhol ?

On pourra me dire que le sujet est moins sanguin que tel autre malade qui n'aurait pas pu supporter l'inhalation plus d'une demi-heure, que par conséquent les phénomènes d'excitation doivent être plus lents à se manifester. Mais non-seulement il ne se manifeste pas d'excitation, mais encore à la dernière minute le malade ressent les bienfaits du milieu où il se trouve.

L'absorption serait-elle plus difficile que chez le malade auquel nous venons de le comparer ? Non, traitez ces deux malades par les inhalations pendant vingt ou trente jours, la saturation arrivera chez les deux, et peut-être plus promptement chez le catarrheux que chez son voisin.

Nous savons avec quelle rapidité les médicaments sont absorbés, et si le soufre vient en liberté se mêler à la circulation et l'active, comment se fait-il que des malades puissent, ainsi que je viens de le dire, passer des heures entières sans ressentir la moindre excitation ? Donnera-t-on pour raison que chez certains sujets les poumons sont tellement malades qu'ils absorbent moins vite, le champ de la muqueuse étant moindre ? Je répondrai que ce sont surtout ces grands malades qui doivent être surveillés et chez lesquels l'excitation suit de plus près la période hyposthénisante ; et pourtant, théoriquement parlant, ils ont moins absorbé d'acide hydrosulfurique, et par conséquent une moins grande quantité de soufre serait devenue libre dans le sang.

A quelle cause donc attribuer cette double action bien manifeste de l'hydrogène sulfuré mis en contact avec la muqueuse pulmonaire ?

Voici l'opinion que j'ai eu l'honneur de soumettre à la Société d'hydrologie :

L'action excitative de l'hydrogène sulfuré est la conséquence forcée de son action hyposthénisante.

Cette proposition paraît paradoxale ; je m'explique.

L'acide hydrosulfurique, mis en contact direct

avec les voies respiratoires, agit localement sur le tissu nerveux de ces organes, et d'une manière générale par son action sur le cerveau lui-même.

Par sa propriété stupéfiante , il ralentit les secrétions qui se font à la surface de la muqueuse, et cette diminution de sécrétions doit amener, si l'inhalation se prolonge, un trouble certain dans la circulation des organes qui en sont privés. C'est alors qu'on voit paraître, comme je l'ai dit, de la sécheresse à la gorge, quelques accès de toux, etc. Prolongez encore l'inhalation , et la grande circulation se ressentant du trouble apporté dans la circulation pulmonaire, l'excitation générale ne tardera pas à paraître.

Cette théorie me paraît d'autant plus rationnelle que j'ai cru remarquer que ce sont précisément les malades chez lesquels l'expectoration est abondante, qui peuvent rester le plus longtemps dans nos salles d'inhalation. Chez les autres au contraire , la période excitative est prompte , l'action stupéfiante de l'acide hydrosulfurique n'ayant à s'exercer que sur une muqueuse dont la sécrétion est à peu près normale.

EFFETS THÉRAPEUTIQUES.

La connaissance des trois périodes que je viens de décrire, prise pour base et jointe à l'expérience qu'on ne peut acquérir que par bon nombre de traitements antérieurs, sera d'un grand secours pour le médecin, et lui permettra de donner de sages conseils aux malades qui doivent être traités par les inhalations.

Dans bien des cas cependant, ce n'est qu'en avançant avec prudence, en augmentant ou en diminuant la durée pour l'augmenter de nouveau si l'organisme n'en souffre pas, que le médecin peut être utile à ses malades et ne pas acquérir à leurs dépens un expérience qui pourrait leur coûter cher. J'ai vu des malades, ayant voulu se traiter à leur guise ou n'ayant pas suivi ponctuellement les conseils que je leur avais donnés, être pris d'hémoptysies très-difficiles à enrayer et qui, chez un malheureux phthisique, amenèrent une terminaison fatale.

Les malades sont d'autant plus tentés de prolonger leur séjour dans les salles d'inhalation qu'ils ont éprouvé un plus grand soulagement au début, et il faut toute la confiance que le médecin a pu leur inspirer pour qu'ils n'abusent pas de cette médication qui, comme toutes celles qui sont puissantes, peut, mal dirigée, faire d'autant plus de mal qu'elle est capable d'obtenir de plus beaux résultats dans des mains sages et expérimentées.

Comme il est facile de le comprendre d'après ce que je viens de dire, différents effets thérapeutiques peuvent être produits par le séjour dans les salles d'inhalation de Saint-Honoré, et c'est au médecin à savoir les doser, si je peux m'exprimer ainsi, suivant les besoins que présentent ses malades. Je n'enfermerai donc pas dans une même description les effets thérapeutiques qui varieront et deviendront souvent opposés les uns aux autres suivant le temps que durera la séance. J'y reviendrai en parlant de chaque affection en particulier; mais il en est un certain nombre cependant qui se présentent avec une constance telle, que nous pouvons les signaler dès maintenant.

La toux ne tarde pas à se calmer, l'expectoration est rendue plus facile, les crachats sont souvent modifiés rapidement; de jaunâtres, épais, sans aération qu'ils étaient ils deviennent blancs et mélangés d'air. La peau subit elle-même des

modifications importantes. Chez certains malades
atteints d'affections anciennes et dont la peau
sèche et rugueuse ne remplit plus ou remplit
très-mal ses fonctions, on voit bientôt, par le
séjour dans nos salles, une douce moiteur couvrir
l'enveloppe cutanée et lui rendre son élasticité
et sa souplesse première.

La connaissance de ce fait peut, comme je
l'ai dit dans la première partie de cet ouvrage,
rendre de grands services dans certaines affections herpétiques sèches.

Les malades qui fréquentent nos salles d'inhalation étant en général soumis en même temps à
un traitement par l'eau sulfureuse prise en
boisson, il est bien difficile de ne pas voir se
confondre les effets de ces deux médications ;
mais d'un autre côté nous avons vu souvent les
avantages de la première ressortir de ce fait :
que certains d'entre eux, prenant déjà des bains
et buvant l'eau minérale, voient les accidents du
côté de la poitrine s'amender surtout à partir du
jour où ils sont soumis aux inhalations sulfureuses.

La saturation minérale peut-elle se produire à
la suite de l'absorption seule des gaz contenus
dans nos salles ? Ou plutôt, comme le veulent

avec raison les auteurs du *Dictionnaire des eaux minérales*, y a-t-il un moment où les inhalations sulfureuses ne sont plus tolérées par l'organisme ?

La même raison que je viens de donner, c'est-à-dire l'emploi simultané de l'eau prise en boisson, rend difficile la réponse à cette question. Cependant tout nous porte à croire qu'elle doit être résolue par l'affirmative et, comme le dit très-bien M. Sales Girons : « Il se fait dans les bronches, à l'égard des matières médicinales qui y pénètrent, une sorte de digestion relativement comparable à celle qui se fait dans l'estomac ; le médicament peut entrer par là dans le torrent circulatoire et modifier l'organisme avec au moins autant d'activité et de propriété que s'il passait par les voies digestives. » (*Annales de la Société d'hydrologie, t. III, p.* 521.)

J'ai donné mes soins il y a quelques années à une dame atteinte de catarrhe pulmonaire, qui fit à St-Honoré deux saisons entre lesquelles elle dut se reposer près de trois semaines avant de pouvoir reprendre ses séances d'inhalation, qui n'étaient plus supportées.

Ce que j'ai dit dans le cours de ce travail laisse assez voir qu'il existe des contre-indications aux inhalations sulfureuses qu'il ne faut pas négliger ; cependant ces contre-indications, qui sont du reste les mêmes que celles de tout traitement sulfureux, doivent infailliblement diminuer si l'on veut bien avoir égard au mode d'emploi résultant de la connaissance des effets produits par l'inhalation elle-même.

Je vais maintenant passer en revue les principales affections traitées à Saint-Honoré, par l'inhalation des vapeurs sulfureuses.

LARYNGITES CHRONIQUES.

Malgré les travaux et l'expérience des médecins qui ont pratiqué sur une vaste échelle, l'étude du traitement des affections du larynx par les eaux minérales est complétement à refaire.

Jusqu'à présent les praticiens n'avançaient qu'à tâtons, se servant d'un moyen qu'ils abandonnaient bientôt pour essayer d'un autre, et il faut l'avouer, usant quelques fois de médications complétement opposées à celle qui eut été nécessaire.

D'où venait donc cet arrêt fatal dans le traitement des affections du larynx, alors que toutes les branches de la médecine faisaient d'immenses progrès ? La réponse est facile ; il tenait à l'impossibilité absolue pour le médecin de se rendre un compte exact de l'état de l'organe malade.

Quant on lit les moyens de diagnostic indiqués dans les ouvrages les plus récents et les plus justement estimés, il semble aujourd'hui que ces lignes ont été tracées il y a un siècle. On lit par exemple dans le *Compendium de médecine* : « l'inspection de la bouche et du pharynx ne peut faire reconnaître que des complications. En faisant ouvrir largement la bouche des malades, en déprimant la langue et en ramenant sa base en avant, tandis qu'on recommande au sujet de faire quelques cris, on peut *quelques fois* apercevoir la *face buccale de l'épiglotte*, mais il est fort peu de malades qui puissent supporter cette manœuvre, et chez lesquels la disposition de la gorge et de la langue lui soit favorable. »

On était donc réduit, il y a quelques années encore, à baser le diagnostie sur certains phénomènes plus ou moins trompeurs tels que la douleur, la difficulté de la déglutition, le retour des boissons par le nez, l'aphonie, etc.

Grâce à la découverte du laryngoscope, instrument encore trop peu connu, le médecin peut porter un diagnostie aussi certain que s'il avait à explorer l'intérieur de la bouche.

Que mon confrère et ami, M. le docteur Fauvel de Paris, veuille bien recevoir le témoignage public de ma reconnaissance pour les savantes leçons théoriques et pratiques que j'ai reçues de lui.

L'idée d'apercevoir le larynx à l'aide d'un petit miroir porté dans le fond de la bouche, remonte déjà à un certain nombre d'années. Liston en 1840, Garcia en 1855, le docteur Turch en 1857, avaient fait des expériences laryngoscopiques; mais c'est au docteur Czermak, professeur de physiologie à l'université de Pesth, que nous devons la connaissance de l'utilité pratique de cet instrument au point de vue médical.

A l'aide de ce moyen d'exploration, le médecin qui a l'habitude de s'en servir peut plonger son regard jusque dans l'intérieur du larynx, juger de l'état morbide de cet organe et pratiquer sur lui toutes les opérations nécessaires.

Ce n'était donc pas trop nous avancer en disant que l'étude des affections laryngiennes venait d'entrer dans une voie nouvelle féconde en résultats.

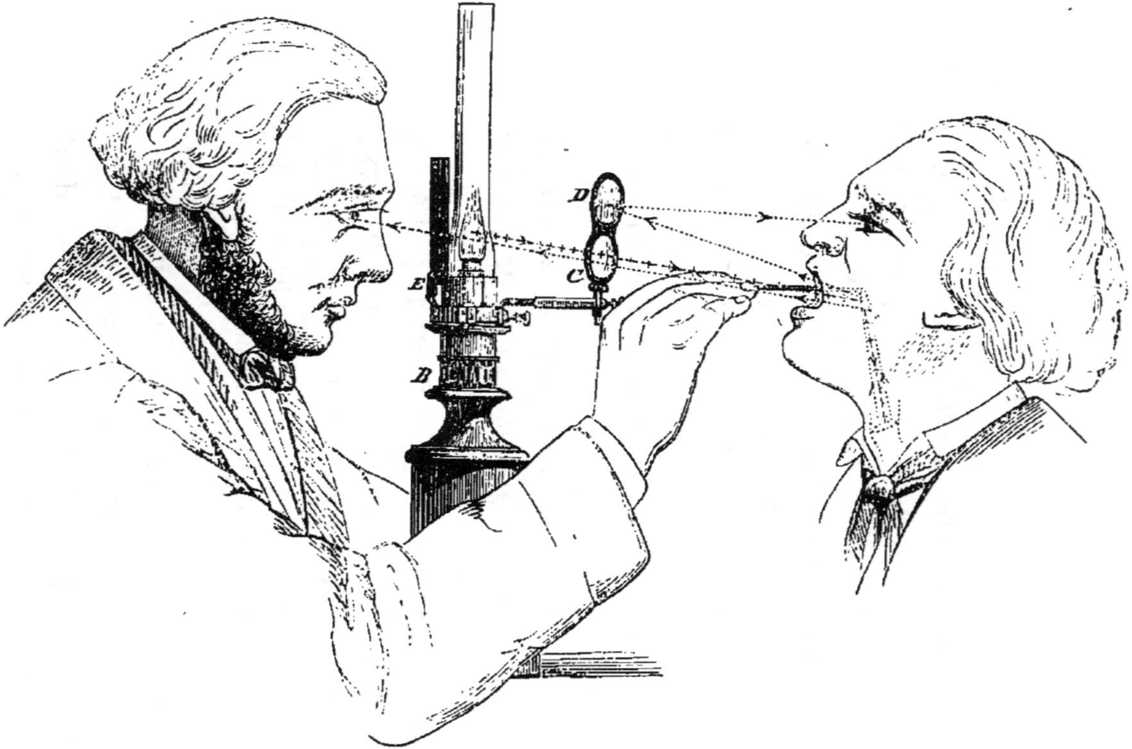

Inspection du Larynx par le Laryngoscope ; gravure de M. Galante, fabricant d'instruments de chirurgie, à Paris.

Les malades qui viennent à St-Honoré pour des affections de larynx sont nombreux. J'en ai vu plusieurs qui étaient disposés à faire tous les sacrifices et de temps et d'argent, ou plutôt à les continuer pour arriver à la guérison d'extinctions plus ou moins complètes de la voix. Un examen laryngoscopique me faisait immédiatement reconnaître la cause du mal, et chez certains quelques cautérisations absolument nécessaires, jointes au traitement sulfureux, ne tardaient pas à rendre la voix qu'on eût vainement demandée aux moyens ordinaires.

Dans la laryngite chronique qui accompagne si souvent la tuberculisation pulmonaire, nous obtenons *au début* d'excellents résultats par les cautérisations et les inhalations sulfureuses.

Les médecins sont loin d'être d'accord sur la nature de cette affection. Les uns n'y voient qu'une inflammation chronique ordinaire, sans aucune trace de tubercules, les autres au contraire sont convaincus de la nature tuberculeuse de ces ulcérations. Monsieur le docteur Fauvel, qui fait autorité en pareille matière, partage cette dernière opinion à laquelle je me range et m'a dit bien souvent que l'on guérissait les ulcérations tuberculeuses du larynx comme on guérit les

ulcérations syphilitiques de cet organe, en les
touchant directement avec une éponge imbibée
d'une forte solution de nitrate d'argent, en même
temps qu'on soumettait le malade à un traitement général.

J'ai pour mon compte adressé à M. Fauvel une
dame chez laquelle quelques cautérisations
suffirent pour rendre la voix et arrêter dans son
développement une phthisie laryngée qui, après
avoir causé une aphonie complète, menaçait les
jours de la malade.

Depuis que l'exploration du larynx a été rendue
possible, on a découvert la fréquence de ses
polypes. Or, si l'on veut bien remarquer que ces
productions accidentelles sont presque toujours
le triste privilége des scrofuleux, on comprendra
l'utilité de nos eaux après leur extirpation.

Dans certaines aphonies qui tiennent à une
paralysie plus ou moins complète des cordes
vocales inférieures, nous arrivons encore à de
bons résultats en joignant à la médication sulfureuse l'application de l'électricité.

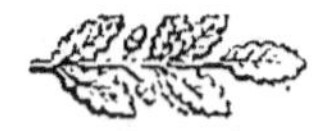

BRONCHITE CHRONIQUE CATARRHALE.

Une grande partie des malades, qui viennent chaque année demander le rétablissement de leur santé aux eaux de Saint-Honoré, sont atteints d'affections des voies respiratoires parmi lesquelles se rencontre assez fréquemment le catarrhe bronchique.

Les auteurs reconnaissent aujourd'hui une différence tranchée entre la bronchite chronique et le catarrhe des bronches, deux affections qui, je le crois, sont différentes en effet, mais dont l'une, le catarrhe, m'a paru presque toujours être une complication de l'autre.

Il est un fait bien certain, c'est que parmi mes malades de Saint-Honoré je n'ai eu que rarement à soigner des bronchites chroniques franches, et il était presque toujours facile, en interrogeant et en examinant les malades, de retrouver une cause *diathésique* scrofuleuse, herpétique, plus rarement rhumatismale.

L'une et l'autre de ces maladies constitutionnelles avait prédisposé le malade à l'inflammation des voies aériennes, et cette inflammation, au lieu de se résoudre, comme elle le fait habituellement chez les sujets à constitution forte, était restée sous l'influence diathésique, de la nature de laquelle elle participait alors.

Rien n'est plus commun dans ces cas que de voir céder une bronchite ou une angine, en même temps que l'on voit apparaître à la peau une manifestation diathésique supprimée depuis longtemps; et réciproquement, la disparition de l'affection cutanée coïncider avec un catarrhe bronchique. Je donnerai l'observation d'une jeune personne chez laquelle ce fait s'est montré d'une manière évidente.

Le catarrhe bronchique scrofuleux est fréquent à Saint-Honoré, et il n'est pas possible de ne pas le reconnaître ; dans la plupart des cas le malade portant les signes les plus évidents de cette maladie constitutionnelle.

Après lui, par ordre de fréquence, nous avons remarqué le catarrhe lié à une affection psorique. Cet état catarrhal assez fréquent chez les nombreux enfants que l'on conduit à nos eaux coïncidait avec des gourmes, ou se remarquait chez des sujets dont les ascendants étaient dartreux, ou avaient été eux-mêmes, dans leur enfance, sujets aux affections catarrhales.

Ces enfants, qu'ils soient dartreux ou scrofuleux, portent en général l'empreinte d'un lymphatisme exagéré, et pour qui les observe d'une manière sérieuse, MM. Rilliet et Barthez en ont fait une description frappante de vérité dans leur *Traité des Maladies des enfants*.

« La prédisposition catarrhale, disent ces auteurs, se reconnaît à la mollesse et à l'exhubérance des chairs qui sont bouffies et comme abreuvées de liquide, à la facilité avec laquelle se produisent les écoulements et les flux de toute espèce. Les enfants prédisposés au catarrhe ont donc tous les attributs du tempérament lymphatique ; ils ont d'ordinaire les cheveux blonds, les yeux bleus, les cils longs et recourbés, etc. La prédisposition catarrhale est quelquefois héréditaire ; c'est ainsi que l'on voit la laryngite spasmodique atteindre tous les enfants d'une même famille, et les parents qui ont été sujets dans leur enfance aux maladies catarrhales, les retrouver et les reconnaître chez leurs enfants. »

Cette description, on le voit, se rapporte bien plus aux enfants scrofuleux qu'à ceux atteints d'affection herpétiques. Je la trouve cependant on ne peut plus exacte, soit que ces derniers aient eu leur constitution détériorée par la diathèse strumeuse, soit que l'affection psorique ait eu pour point de départ, la scrofule elle-même.

J'ai donné mes soins, en 1862, à une dame atteinte de pityriasis du cuir chevelu, et dont les trois enfants, d'un lymphatisme exagéré, outre les accidents qu'ils présentaient du côté de la peau, étaient atteints, l'un d'une angine chronique, les deux autres de bronchite catarrhale.

Il n'est pas aussi facile de reconnaître si la bronchite est sous la dépendance de l'état rhumatismal : cependant, la coïncidence avec cet élément morbide, l'espèce de bascule qui s'établit souvent entre les différentes sortes de manifestations de cette maladie, permettent de reconnaître l'origine de l'affection des voies respiratoires. Quand je dis origine, j'exprime mal ma pensée, car je crois que l'inflammation franche a, dans la plupart des cas, précédé l'état catarrhal, qui n'est que l'expression du rhumatisme lui-même.

Les malades atteints de ces affections bronchiques se trouvent en général fort bien de nos eaux, que nous donnons en inhalations, demi-bain, bains, et quelquefois en douches.

L'inhalation est très-efficace, car, indépendamment de son action directe sur la muqueuse bronchique, elle nous sert encore en appelant à la peau une douce moiteur qui en rétablit les fonctions ; moyen précieux surtout chez les malades d'un certain âge, alors que la sécrétion cutanée est presque toujours considérablement diminuée. L'inhalation agit alors comme le bain, mais elle est supportée plus facilement que lui dans certains cas où le médecin redoute pour son malade l'immersion dans l'eau sulfureuse.

D'après ce que j'ai dit sur les effets physiologiques et thérapeutiques de nos inhalations, il est facile de comprendre qu'au début, c'est à la période d'excitation que le malade doit avoir recours dans la plupart des cas : aussi voit-on bientôt la toux augmenter pendant quelques jours pour diminuer ensuite, l'expectoration devenir plus facile et plus abondante, et sa nature surtout être modifiée d'une manière très-avantageuse, par cette légère irritation qu'il faut savoir diriger ou arrêter à temps et qui amène après elle la résolution de l'état catarrhal.

ASTHME.

Un asthmatique, disent les auteurs du *Dictionnaire des eaux minérales*, ne doit jamais être
soumis à une médication thermale quelconque,
sans un sérieux examen. En effet, les lésions
organiques du cœur et des gros vaisseaux, ne
sauraient pas toujours se prêter sans danger à une
médication thermale ordinaire.

On ne saurait trop prendre en sérieuse considération ces sages conseils, que le médecin d'eaux
minérales doit toujours avoir présents à l'esprit.

J'ai reçu en 1863, à Saint-Honoré, deux
asthmatiques atteints d'affections du cœur. Le
premier voulut bien suivre mes conseils et re-
partit le jour même de son arrivée.

Madame X..., au contraire, désira se reposer
des fatigues de son voyage.

Cette malade m'avait été envoyée pour suivre
un traitement par les inhalations sulfureuses.

Après un sérieux examen, je crus pouvoir
affirmer que l'état des voies respiratoires était
sous la dépendance d'une affection organique du
cœur, et je l'engageai fortement à ne point tenter
un traitement sulfureux.

Le départ était fixé au troisième jour , je ne pensai pas devoir m'opposer au désir qu'elle exprima de prendre chaque matin un verre d'eau sulfureuse.

Madame X... but-elle plus d'eau que je ne l'avais autorisée à le faire, ou ces quelques verres suffirent-ils ? Ce qu'il y a de certain, c'est qu'elle fut prise d'une congestion cérébrale qui faillit l'emporter, et que son mari, appelé par une dépêche télégraphique dut, après plusieurs jours, qui ne furent pas sans danger, la remmener encore très-souffrante.

Nous avons obtenu chez presque tous les asthmatiques, traités à Saint-Honoré, une grande amélioration dans leur état et quelquefois une guérison que nous espérons ne pas devoir se démentir.

Il y a ceci de fâcheux dans le traitement par les eaux minérales, c'est que, malheureusement, on perd bien souvent ses malades de vue ; tel que l'on croyait radicalement guéri ne l'est pas, tandis que d'autres, au contraire, chez lesquels on n'avait pu constater aucune amélioration pendant leur séjour aux eaux, ont vu, quelques mois après, leurs symptômes disparaître pour toujours.

Comme on le pense bien, je n'ai pas la prétention de faire des eaux de Saint-Honoré un traitement spécifique de l'asthme.

Cette affection est plus souvent un symptôme
qu'une entité morbide, le traitement, par conséquent, devra varier suivant les causes sous
l'empire desquelles il s'est montré.

Nous n'en devons pas moins indiquer les eaux
de Saint-Honoré, comme très-utiles dans certaines espèces d'asthmes.

Depuis longtemps déjà et bien avant nos salles
d'inhalation, elles étaient regardées comme très-
utiles dans les affections qui nous occupent. On
lit dans l'*Annuaire statistique du département de
la Nièvre* de l'an IX :

« Ces eaux ont produit des effets merveilleux
dans les rhumatismes, les asthmes. »

Bacon, dans sa notice, cite les deux cas suivants :

« La ci-devant comtesse Dex, attaquée d'asthme
nommé orthopnée convulsif, a fait usage des
eaux du Mont-Dore qui lui produisirent peu
d'effets ; elle a ensuite pris les eaux de Saint-
Honoré, elle s'en est parfaitement trouvée. »

« L'épouse de M. Lorry, chirurgien à Aunay,
éprouvait, dès sa plus tendre jeunesse, une toux

spasmodique catarrheuse qui augmentait parti-
culièrement dans les saisons froides et humides
et affectait tellement la poitrine qu'on avait tout
à craindre pour ses jours : elle a fait usage de
ces eaux pendant deux saisons ; la toux a disparu
et la poitrine s'est rétablie. »

On ne peut nier que l'engorgement de la
muqueuse bronchique ne soit dans bien des cas
la cause d'accès d'asthme. Or, ce que j'ai dit de
nos inhalations dans le catarrhe bronchique
fait assez voir les résultats que nous pouvons
obtenir chez ces asthmatiques par nos inhalations sulfureuses.

C'est surtout dans l'asthme survenant chez les
individus qui ont vu tout à coup disparaître une
affection herpétique ou présentant une affection
cutanée concomitante, que le traitement minéral
est suivi des plus heureux résultats. Cette espèce
de bascule entre deux affections, en apparence
si dissemblables, est chose reconnue aujourd'hui.

On lit dans le *compendium de médecine* que
« Fabrice de Hilden rapporte qu'un jeune homme
fut saisi tout-à-coup d'un accès d'asthme après
la disparition d'une affection cutanée produite
par un répercussif. »

Cullen, parmi les divisions de l'asthme, admet

précisément un asthme exanthématique produit par la répercussion de la gale, d'une éruption, ou par un épanchement âcre.

« L'asthme nerveux, dit M. Guersant, chez les enfants comme chez les adultes, survient quelquefois sans lésion organique, je l'ai observé chez des enfants affectés d'eczéma chronique lorsque l'éruption avait complétement disparu. »

« Nous ferons remarquer, dit M. Durand-Fardel, dans son excellent *Traité des eaux minérales*, qu'il ne faut pas négliger à ce sujet d'interroger avec soin les malades, et que le germe dartreux, rhumatismal ou goutteux peut parfaitement jouer un rôle important. »

Les inhalations sulfureuses m'ont encore paru très-utiles dans les cas d'asthme chez les rhumatisants.

En pareil cas, c'est par une forte dérivation à la peau que l'on voit céder l'accès, tandis que l'inhalation, tout en faisant un appel plus doux à l'enveloppe cutanée, agit surtout sur la muqueuse bronchique par son action résolutive et stupéfiante.

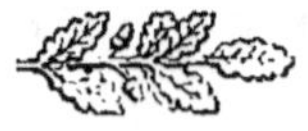

PHTHISIE PULMONAIRE.

Nous ne pouvons pas faire remonter avant
1813, époque à laquelle écrivait Bacon, le traitement de la phthisie pulmonaire par les eaux
de Saint-Honoré. En 1817, Pillien qui n'a fait
du reste que copier presque textuellement les
observations de Bacon , citait le cas suivant,
que je tiens d'autant plus à faire connaître,
qu'il le donne comme un exemple de *phthisie
pulmonaire rhumatismale.*

« M. Morelle, brigadier de gendarmerie dans
le département de la Nièvre, agé de trente-huit
ans, d'un tempérament lymphatique, avait res-
senti à diverses reprises des douleurs de poitrine ;
il avait eu plusieurs rhumes dont la terminaison
laissait toujours une altération dans la voix et
la respiration.

Depuis longtemps il souffrait de rhumatismes
vagues, lorsque, après une course de huit lieues
par un temps très-humide, il éprouva une toux
violente, des douleurs vives dans le thorax, et
enfin une expectoration muqueuse plus abondante le matin.

Cette maladie résista à divers remèdes, et déjà

la maigreur, la fièvre, les sueurs nocturnes, faisaient juger cet état incurable , lorsque le malade se fit transporter à St-Honoré. Il y resta trente deux jours, prit vingt-sept bains , but depuis douze onces jusqu'à trois livres d'eau minérale par jour, et s'en retourna guéri d'une maladie qui fait le désespoir des médecins et enlève le sixième de la population. »

En 1855, mon confrère et excellent ami M. le docteur Thollé (de Moulins-Engilbert), écrivait sur Saint-Honoré plusieurs articles , dont l'un se terminait ainsi :

« Celui qui écrit ces lignes essaya, il y a vingt ans, de prouver les analogies médicales qui existent entre les sources de Saint-Honoré, et quelques-unes des Pyrénées. Malheureusement on ne sait pas assez dans le monde que ces eaux jouissent d'une grande efficacité dans les maladies des voies respiratoires.

« Leur analogue dans les Pyrénées, écrivait en 1856 M. Racle, dans le *Moniteur des Hôpitaux*, est la source des Eaux-Bonnes. Seulement, les proportions sont plus faibles ; aussi les eaux de Saint-Honoré sont-elles plus faciles à supporter que ces dernières. »

M. le docteur Racle pensait que, tandis que

les eaux des Pyrénées ne pouvaient être administrées avec avantage que dans la première et
seconde période de la tuberculisation, celles de
Saint-Honoré avaient d'autant plus d'efficacité
qu'elles agissaient sur une maladie plus avancée.
Il appuyait son opinion sur trois faits qui ne
semblèrent pas, avec raison, assez concluants
au savant rapporteur de son travail, M. Bourdon.
(*Annales de la Société d'hydrologie. Tome II.*)

Dans la discussion qui suivit le rapport,
M. Durand-Fardel fit remarquer qu'on admettrait difficilement que la troisième période de la
phthisie fût précisément celle pour laquelle les
eaux de Saint-Honoré étaient surtout indiquées.

Cette opinion, du reste, ne fut pas longtemps
soutenue par M. Racle lui-même, car il écrivait
dans le *Moniteur des hôpitaux* du 26 avril 1856 :
« Il n'est pas besoin de dire que dans cette
période, les eaux sulfureuses sont tout aussi
inefficaces que tous les autres agents thérapeutiques. »

Ce fut pendant cette même année, 1856, que
furent inaugurées les salles d'inhalation de
Saint-Honoré, sous l'inspection médicale de notre
confrère Allard.

Pour mon prédécesseur, c'était pendant la

deuxième période qu'il fallait conseiller les eaux
de Saint-Honoré, alors surtout que la phthisie
était compliquée d'herpétisme, d'état catarrhal,
d'œdème, d'engouement ou de pneumonie chronique.

Il admettait le traitement de la troisième
période, mais avec une extrême réserve et comme
les médecins qui déjà avaient écrit sur St-Honoré,
il reconnaissait une certaine analogie entre les
effets médicaux et la composition chimiques de
ces sources, et ceux des Eaux-Bonnes.

Avant de donner sur Saint-Honoré, au point
de vue du traitement de la phthisie pulmonaire,
mon opinion basée sur les observations que j'ai
faites, qu'il me soit permis de poser cette question préalable : Existe-t-il, aussi souvent qu'on
veut le dire, une phthisie essentielle? Ou bien le
tubercule n'est-il presque toujours qu'un produit morbide accidentel, résultat d'une maladie
constitutionnelle ?

La réponse à ces questions nécessiterait seule
tout un travail, et encore arriverait-on à la
résoudre d'une manière satisfaisante ?

Déjà le nombre des phthisies essentielles tend
à diminuer tous les jours, à mesure que grandit
d'avantage l'étude des maladies constitution-

nelles. Les désignations de phthisies dartreuses, scrofuleuses, arthritiques, syphilitiques même, sont admises aujourd'hui par la plupart des médecins.

Je sais que l'on objectera qu'il existe des cas nombreux de phthisie survenant chez des hommes vigoureux, à constitution athlétique et présentant tous les extérieurs de la force et de la santé.

Cela n'est malheureusement que trop vrai, mais je répondrai que la dartre et le rhumatisme ne sont point incompatibles avec une forte constitution. C'est la réponse que l'on pourrait faire aux auteurs du *Compendium*, qui rejettent l'opinion de Laennec, à savoir, que la phthisie est plus commune dans les plaines que sur les montagnes, parce que, disent-ils, elle est fréquente sur les montagnes de l'Auvergne. Je ne suis pas en mesure d'assurer que cette maladie est plus rare chez les montagnards que chez les habitants de la plaine, ce que je crois cependant; mais ce que je peux affirmer, c'est qu'en Auvergne il serait peut-être difficile de trouver un adulte qui ne fût plus ou moins rhumatisant, et la phthisie rhumatismale est parfaitement reconnue aujourd'hui.

Les travaux de Morton, de Bertrand, de MM. Nivet et Allard, ont suffisamment prouvé la fréquence de cette affection tuberculeuse, expression d'une maladie constitutionnelle, le rhumatisme.

L'hérédité, cette cause de phthisie qui domine toutes les autres, ne vient-elle pas elle-même nous engager à mettre en doute l'existence fréquente de la phthisie essentielle? Je n'admets pas qu'un enfant né de parents phthisiques, porte d'une manière fatale dans son organisme un germe de maladie qui mettra vingt ou trente ans à se développer, alors que le travail de composition et de décomposition se sera produit si souvent sans qu'il s'en soit montré la moindre trace ; mais je crois que cet enfant, né dans des circonstances défavorables à la vie, sera sous l'influence d'une altération de liquides telle que, plus qu'un autre, il sera prédisposé à l'affection tuberculeuse.

Cette manière de considérer l'hérédité dans la phthisie pulmonaire est consolante. Elle nous permet d'espérer qu'en agissant de bonne heure sur la constitution des sujets, la médecine pourra prévenir une affection qu'elle n'est que trop souvent impuissante à guérir. Comme le dit

M. Piorry, de ce que l'on est né de parents phthisiques on n'est pas voué certainement à la phthisie.

Un rhume négligé, dit-on souvent encore aujourd'hui, est un commencement de phthisie. Oui, un rhume négligé peut devenir tout à coup le point de départ de la tuberculisation pulmonaire, mais alors que le tubercule ne demandait pour se manifester qu'une cause occasionnelle quelconque.

Ajoutons enfin, en terminant, ces remarquables paroles tirées de la clinique d'Andral : « Il est peu de maladies chroniques qui, pendant leur cours , n'aient été vues compliquées de tubercules pulmonaires. L'époque où ceux-ci commencent à se développer est souvent alors fort difficile à saisir, parce que les symptômes locaux peuvent, dans le principe, se réduire à une simple toux qui n'a rien de caractéristique, et parce que, d'autre part, les symptômes de dépérissement qu'on observe sont naturellement rapportés à l'affection chronique primitive. » (*Andral*, t. IV, p. 49.)

« Pour préciser avec quelque chance de succès une cure hydrominérale, dit Patissier (*Annales de la Société*, t. IV), le clinicien doit avoir égard, plus à l'état général, au tempérament, à la constitution du malade qu'aux lésions matérielles révélées par la percussion et la stéthoscopie. » N'est-ce point indiquer assez clairement que la phthisie pulmonaire est souvent née sous l'influence d'une cause diathésique qui, si elle ne domine pas les manifestations extérieures, ne doit pas moins attirer la sérieuse attention du médecin au point de vue du traitement.

J'ai donné mes soins, à Saint-Honoré, à un grand nombre de malades atteints de phthisie pulmonaire à ses différentes périodes, et ce que je vais écrire sur cette terrible affection n'est absolument que le résultat des observations que j'ai faites.

Il ne faut pas, dans une station thermale, accorder tous les bénéfices des guérisons ou des améliorations obtenues à la thermalité ou à la composition des eaux minérales, une part quelquefois grande doit être attribuée au nouveau milieu dans lequel se trouve placé le malade, loin de ses affaires et de ses préoccupations ordinaires, loin quelquefois de la cause première de l'affection.

Saint-Honoré, nous l'avons dit, se trouve placé dans un site charmant, entouré de forêts et mis à l'abri des vents du nord et de l'est par les montagnes environnantes. Son climat est doux, et l'on y jouit surtout d'automnes magnifiques.

L'altitude de l'établissement de Saint-Honoré étant de 272 mètres au-dessus du niveau de la mer, tous les médecins comprendront l'avantage de cette élévation *moyenne* dans le traitement qui nous occupe.

« Si le séjour dans une localité très-élevée, disent les auteurs du *Dictionnaire des eaux minérales*, a pour effet de surexciter les fonctions digestives, circulatoires et nerveuses, et si de telles propriétés sont éminemment salutaires aux individus lymphatiques, affaiblis, cachectiques, elles ne seront pas moins nuisibles à ceux qui sont disposés aux inflammations ou aux congestions actives, ou à l'exaltation du système nerveux. Il y a donc là une série de contre-indications sur lesquelles nous ne saurions trop appeler l'attention, car on n'en tient pas en général un compte suffisant. Il ne faut pas seulement considérer la disposition générale des individus, mais les dispositions locales qui peuvent naître de tel ou tel état organique. Ceci s'applique surtout à la phthisie pulmonaire, qui rencontre dans une altitude élevée la plupart des stations spécialement consacrées à son traitement. Chez les phthisiques disposés aux congestions pulmonaires, et partant à l'hémoptysie ou bien au retour d'accidents aigus ou fébriles, une altitude élevée est une condition nuisible, qui peut compliquer d'une manière fâcheuse l'administration d'un traitement déjà difficile par lui-même. »

On ne saurait trop, alors qu'il s'agit de phthisie pulmonaire, diviser le traitement en prophylactique et curatif.

Quand on consulte les différents travaux qui ont été faits sur cette affection, on est véritablement étonné du peu d'importance accordé dans des ouvrages justement estimés, au premier de ces traitements.

Au point de vue des eaux minérales surtout, cette distinction est capitale et demande à être sérieusement étudiée.

Traitement prophylactique. — On a dit avec raison que le plus grand chirurgien n'était pas celui qui opérait le plus ; il devrait en être ainsi en médecine, et la mission du médecin devrait plutôt consister à prévenir qu'à guérir les maladies. Ces idées sont tellement dans l'esprit de la médecine actuelle, que nous voyons chaque jour augmenter l'importance de l'hygiène qui devient souvent, comme l'a appelée M. Louis Fleury, une *prophylaxie active*.

Les eaux minérales, à ce point de vue, ont une importance capitale et sont malheureusement trop négligées.

On vient trop souvent demander aux eaux une santé à jamais perdue, alors qu'un séjour dans une station thermale aurait pu, quelques années auparavant, modifier une constitution, un tempérament qui prédisposaient à l'affection dont l'issue doit être fatale.

On ne devient pas phthisique du jour au lendemain, et, avant le dépôt du premier tubercule dans le poumon, qui oserait nier que la santé n'était pas déjà fortement altérée ?

« Le traitement préservatif, dit M. Louis, ne peut s'appuyer que sur la connaissance des causes prédisposantes de la phthisie. Or, ce que nous savons de plus positif à cet égard, c'est que l'hérédité et le tempérament lymphatique forment réellement une prédisposition marquée au développement des tubercules pulmonaires. »

Quel est le médecin qui n'a pas rencontré dans le monde, et peut-être plus encore dans les

communautés religieuses, de ces jeunes personnes pâles, chloro-anémiques, d'un lymphatisme souvent exagéré, présentant de la dysménorrhée ou de l'aménorrhée, prises fréquemment
de bronchites, quelquefois d'hémoptysies, et
devant lesquelles il se demande, sans que l'auscultation puisse le convaincre, s'il a affaire ou
non à une phthisie au début.

S'il est vrai qu'il arrive souvent en pareil cas
de voir les préparations martiales être suivies
des plus funestes effets, comme l'enseigne
M. Trousseau, c'est que déjà une poussée tuberculeuse a eu lieu dans le poumon ; mais si ce
dépôt prochain n'est point encore commencé,
ne voyons-nous pas la santé se rétablir promptement sous l'influence du régime aidé des ferru-
gineux, sous l'influence surtout d'un séjour aux
eaux, chez des malades qu'avec raison on pouvait regarder comme placés sous le coup d'une
phthisie imminente.

J'ai eu à traiter à Saint-Honoré plusieurs malades qui se trouvaient dans des conditions
pareilles à celles que je viens de décrire, et les
résultats obtenus n'ont rien laissé à désirer ; il
va sans dire que l'inhalation n'était point employée seule, et que les bains, l'eau prise en

boisson, venaient compléter ce traitement préventif.

Le lymphatisme exagéré, la scrofule, dans la grande majorité des cas traités à Saint-Honoré, paraissaient préexister aux symptômes pulmonaires. L'emploi de nos eaux dans ces maladies générales a toujours amené des améliorations notables et quelquefois des guérisons complètes; au point que je suis toujours heureux de rencontrer chez mes malades ces diathèses dominant la situation, car je peux leur faire des promesses que je suis à peu près certain de tenir.

Alors en effet que nous avons besoin de relever une constitution affaiblie, et je le répète, alors surtout que nous avons affaire au lymphatisme ou à la scrofule, les eaux thermales de Saint-Honoré sont bien supérieures à toutes les préparations pharmaceutiques.

En augmentant l'appétit, en activant la circulation périphérique et par contre la grande circulation, les fonctions de l'estomac se régularisent, l'absorption se fait mieux, la menstruation se rétablit, et le malade peut enfin sortir de ce cercle vicieux qui l'aurait fatalement conduit à une affection plus ou moins grave, qu'un traitement prophylactique a pu lui éviter.

C'est surtout chez les enfants et dès le premier âge que le traitement prophylactique de la phthisie pulmonaire doit être conseillé. Il est non-seulement reconnu, mais il est rationnel de penser que la médecine, la médecine minérale surtout, peut arriver à refaire une constitution, à changer un tempérament ; c'est donc le plus promptement possible que la médication devra être employée chez les enfants nés de parents tuberculeux, quelles que soient les apparences de santé, apparences habituellement trompeuses.

Il devra en être ainsi chez ceux qui seront nés de parents dartreux ou rhumatisants.

J'ai dit que les apparences de santé étaient souvent trompeuses ; tous les médecins ont rencontré de ces enfants, devant la force et la beauté desquels les parents étaient en admiration, alors que ce teint frais et rose dissimulait le lymphatisme ou la scrofule.

C'est donc dès l'enfance qu'il faut agir lorsqu'on craint une maladie héréditaire, parce que, comme le disent MM. Rilliet et Barthez : « les modifications qui s'opèrent dans l'organisme sont plus nombreuses, plus complètes et plus rapides dans l'enfance qu'à toute autre époque de la vie. L'enfant qui vient de naître ne

sera plus comparable à lui-même au moment
où il atteindra l'âge de la puberté ; les quatorze
ou quinze années qui se seront écoulées auront
déterminé une transformation plus complète
que celle produite dans un espace de temps plus
étendu, par le passage de la jeunesse à l'âge
mûr, et de l'âge mûr à la vieillesse. »

Il est impossible, en parlant du traitement
prophylactique de la phthisie pulmonaire par
les eaux minérales, de ne point y joindre le
séjour pendant l'hiver dans les pays chauds, en
ayant soin de rechercher ceux où les variations
atmosphériques sont les moins brusques. Si ce
moyen ne réussit pas aussi souvent qu'on le
désire, c'est que les malades, en général, vont
demander aux climats privilégiés du Midi non
pas un traitement préventif, mais un traitement
curatif bien plus difficile à obtenir.

Mais enfin le dépôt tuberculeux s'est opéré,
que peuvent sur lui les eaux de Saint-Honoré ?
Je vais tâcher de répondre à cette question en
abordant le traitement curatif.

Traitement curatif. — La phthisie est curable,
c'est l'avis des médecins les plus expérimentés ;

les faits cliniques et les résultats nécroscopiques
le prouvent d'une manière irréfutable.

Existe-t-il des phthisiques guéris par les eaux
sulfureuses ? On ne peut le nier en face des asser-
tions de médecins aussi capables que concien-
cieux.

J'étudierai l'action des eaux de Saint-Honoré,
au point de vue du traitement de la phthisie
pulmonaire, en tenant compte des trois degrés
de cette affection.

Premier degré (période de crudité). — Les auteurs ne sont pas d'accord sur l'opportunité du
traitement sulfureux pendant cette période de
l'affection qui nous occupe ; plusieurs même
non-seulement n'y voient aucun avantage, mais
redoutent encore les fâcheux résultats de l'excitation produite par les eaux.

L'opinion qu'il était nécessaire que la phthisie
pulmonaire fût arrivée à son deuxième degré pour
être heureusement influencée par le traitement
sulfureux, m'a toujours paru en contradiction
avec le raisonnement, sinon avec l'observation,
et je n'ai jamais compris, malgré les théories
faites à cet effet, qu'il fût nécessaire pour guérir
le malade que la maladie eût fait de plus grands
progrès.

Le tubercule dans ce cas ne doit point seul attirer l'attention du médecin, et c'est vers l'état général surtout que ce dernier doit diriger sa médication, état général qui ne va qu'en s'affaiblissant à mesure que l'affection fait des progrès.

« La médication thermale, a dit M. Durand-Fardel, s'exerce dans une direction vraie et suffisante lorsqu'elle s'adresse exclusivement aux circonstances de la maladie, autres que le tubercule lui-même. » (*Annales*, 1. IV).

Les médecins qui ne sont point partisans du traitement sulfureux donnent, entre autres raisons, la difficulté très-grande du diagnostic. Tout en tenant compte de cette difficulté, nous pensons que, grâce aux travaux de quelques-uns de nos confrères, cette tâche est rendue moins difficile aujourd'hui. Nous avons tous apprécié la valeur des signes décrits par M. Bourdon, et la science s'est encore accrue d'un moyen précieux de diagnostic de la phthisie au début, je veux parler de la *respiration saccadée*.

Cette altération du murmure respiratoire souvent unique au début de la tuberculose, décrite par Zehetmayer, professeur de clinique à Lemberg, fut le sujet d'un article publié dans le

Moniteur des hôpitaux du 20 juillet 1855, par M. le docteur Imbert-Gourbeyre, et dans lequel il donna la traduction suivante : « On entend quelquefois la respiration saccadée au début de la tuberculose pulmonaire. L'inspiration ne se fait point alors d'un seul coup, par l'expression simultanée des vésicules, mais elle est entre-coupée, et s'accomplit en deux ou plusieurs temps séparés par un très-court intervalle de repos. » (Wien. 1854.)

M. le docteur Bourgade écrivait en 1858, dans le numéro de novembre des *Archives générales de médecine* , ses recherches sur la *respiration succadée*, et terminait son travail par les conclusions suivantes que je demande la permission de rapporter ici, car ce moyen précieux de diagnostic que j'ai bien souvent constaté moi-même, ne me paraît pas suffisamment apprécié par le public médical : « Pour établir d'une manière certaine le diagnostic d'une lésion tuberculeuse pulmonaire, il est nécessaire d'invoquer le concours de deux ordres de signes : les signes *physiques* locaux qui indiquent le siége , l'étendue, la forme, le degré de la lésion , et les signes *rationnels* et *généraux* qui démontrent principalement sa nature.

« Dès lors, s'il arrive que chez un malade on observe les signes rationnels et généraux d'une affection tuberculeuse commençante, et qu'en même temps l'exploration de la poitrine fasse découvrir l'existence de la respiration *saccadée*, indice *physique* de la lésion, je crois que, dans ce cas et avec le concours de ces deux ordres de signes, on pourra conclure avec certitude à l'existence d'une phthisie commençante. »

Malgré tous les moyens diagnostiques que nous possédons, et qui je l'avoue, sont quelquefois insuffisants, je suppose que le médecin ne soit pas convaincu de l'existence de l'affection. Quel danger y aura-t-il à prescrire les eaux minérales sulfureuses, et celles de Saint-Honoré surtout au début de la phthisie pulmonaire ?

Certains médecins craignent avec raison les accidents congestifs si fréquents à cette époque de la maladie ; mais ces accidents peuvent être conjurés en s'en tenant à la période hyposthénisante de l'inhalation. Rester dans l'inaction, au contraire, n'est-ce pas permettre à l'affection de marcher en avant, en même temps que la constitution s'affaiblit ?

L'expérience a confirmé pour moi cette manière de voir, et je n'hésite pas à soumettre au traitement sulfureux les malades atteints de phthisie au début.

Je n'ai pas de raisons suffisantes pour croire à l'action directe et dissolvante de nos eaux sur le tubercule, mais je crois à la sédation que j'obtiens par des inhalations courtes et répétées. Quant à l'absorption du tubercule lui-même, sommes-nous en mesure de la nier aussi facilement que nous le faisons en général ? Je ne le pense pas. Des savants qui font autorité dans la science, alors surtout qu'il s'agit de phthisie pulmonaire, M. le docteur Fournet, entre autres, croient à la possibilité de cette absorption et la regardent comme un moyen dont se sert la nature pour arriver à la guérison.

Notre ancien président, M. le docteur Mélier, n'a-t-il pas exprimé lui-même un doute à cet égard dans une des réunions de la Société ?

« On n'admet pas, dit-il, que la matière tuberculeuse puisse être résorbée en nature ; une proposition aussi désolante est-elle vraie dans toute son étendue ? Est-il démontré que la puissance de l'absorption, dont les ressources sont telles et si grandes que nous la voyons tous les jours faire disparaître, non-seulement des liquides en grande quantité, mais encore des masses énormes de sang coagulé, des fausses membranes et même la substance osseuse, est-il démontré qu'elle soit, comme on le dit, tout à fait sans action à l'égard de la matière tuberculeuse? Et en définitive, qu'a donc en elle-même cette matière qui puisse la rendre aussi réfractaire et inattaquable à une force qui pour d'autres se montre si puissante? » (*Annales de la Société*, t. VI.)

Abandonnons ici l'idée de résorption de la masse tuberculeuse, ne voyons que les conséquences de son dépôt au milieu du tissu du poumon et ce que peut contre elles le traitement sulfureux.

Sous l'influence de l'action sédative et reconstituante de l'inhalation, la congestion pulmonaire disparaît, des hémoptysies fâcheuses à tous les points de vue peuvent être évitées, les forces augmentent en même temps que l'appétit devient meilleur, et le tubercule n'étant plus entouré de cet état subinflammatoire qui l'accompagne presque toujours, peut plus facilement alors, à mesure que la constitution s'améliore, passer à l'état crétacé, forme sous laquelle on le voit, sinon dispararaître, du moins laisser le malade jouir pendant de longues années d'une santé relativement bonne.

Si une maladie constitutionnelle grave , le lymphatisme, la scrofule, par exemple domine la tuberculisation , ne serait-ce point une faute que de ne pas s'adresser aux eaux minérales pendant le premier degré de la phthisie pulmonaire ?

Le traitement que nous faisons suivre à nos malades à Saint-Honoré est loin d'être toujours le même ; il varie suivant la nature de l'affection et les indications qnotidiennes.

Dans la forme subaiguë, c'est à la période sédative, hyposthénisante de l'inhalation que nous avons recours. Chez quelques malades, il est nécessaire au contraire de provoquer une légère stimulation ; effets opposés, mais que nous obtenons cependant avec assez de facilité au moyen d'inhalations graduées et de l'eau prise en boisson.

C'est surtout à cette période de la phthisie que j'engage mes malades à prendre de grands bains, qui ne tardent pas à régulariser les fonctions de la peau, en même temps qu'ils concourent à faire disparaître l'engorgement pulmonaire. Les bains entiers sont encore d'un puissant secours alors qu'il existe une diathèse dartreuse, et dans ce cas, il n'est pas rare de voir s'amender les accidents pulmonaires, en même temps que reparaissent à la peau des manifestations morbides supprimées.

Les douches révulsives sur les extrémités inférieures, les demi-bains, font encore partie du traitement suivant les indications. A l'aide de ces moyens, outre l'effet produit sur la congestion du poumon, on arrive souvent à rétablir chez les femmes l'écoulement des règles supprimées quelquefois depuis longtemps, et tous les médecins qui ont observé savent de quelle importance capitale est chez la femme le rétablissement de cette fonction.

J'ai eu à traiter à Saint-Honoré un certain nombre de malades que je considérais comme atteints de phthisie au premier degré, et j'avais d'autant plus lieu de le croire que mon diagnostic était appuyé par celui de confrères recommandables. Après deux ou trois séjours à nos eaux, ces malades ont vu s'améliorer leur santé au point de ne plus en avoir besoin, ou du moins se sont trouvés assez bien pour croire qu'il n'était pas nécessaire de recommencer une nouvelle saison. J'ai revu entre autres cette

année une jeune femme qui avait fait deux saisons à Saint-Honoré, et que j'ai trouvée si bien,
que je n'ai point osé, peut-être est-ce un tort,
l'engager à poursuivre un traitement dont elle
était persuadée de ne plus avoir besoin.

Mais, me dira-t-on, croyez-vous que ces malades sont à jamais guéris et à l'abri de nouvelles
poussées tuberculeuses ? A cela je répondrai que
nous ne pouvons le prévoir.

Enrayer la maladie, relever une constitution
délabrée, rendre au malade des forces qui ne
faisaient que diminuer chaque jour, n'est-ce
donc point un résultat assez sérieux pour engager
des phthisiques à suivre, au début de l'affection,
un traitement minéral ?

Un des modes de guérison étant le passage du
tubercule à l'état crétacé, dans quelles conditions meilleures pour obtenir un pareil résultat
pourrons-nous placer le malade, qu'en amélio-
rant sa constitution après avoir combattu la
maladie constitutionnelle, sous l'empire de
laquelle était probablement né le tubercule lui-
même ?

Deuxième période. — *Période de ramollissement.* — S'il est souvent difficile de diagnosti-
quer la phthisie au début, il n'en est pas en

général ainsi quand elle est parvenue à sa deuxième période. Alors, en effet, les signes rationnels sont plus prononcés, et les symptômes plessimétriques et stéthoscopiques ne laissent, dans la plupart des cas, aucun doute au médecin. Je dis dans la plupart des cas, car il peut encore arriver à cette période que l'auscultation ne nous donne aucun résultat positif, et l'on sait dans quelles conditions. « La mort elle-même, a dit Andral, peut survenir par le seul fait des tubercules avant que l'auscultation ait pu révéler leur existence. »

Comme je l'ai dit, suivant l'opinion de médecins recommandables, c'est à cette époque de la maladie que les eaux sulfureuses doivent surtout être conseillées. Je suis loin, on a pu le voir, de partager cet avis, et je crois qu'il est possible de retourner, à ce propos, contre leurs auteurs les raisons qu'ils donnent pour soutenir cette opinion.

En effet, la difficulté de diagnostic de la première période ne peut-elle pas faire que bon nombre de phthisies sont arrêtées dans leur marche, et cela sans que le tubercule lui-même ait été reconnu ?

Dans la phthisie au deuxième degré, au contraire, les améliorations et les guérisons sont enregistrées avec plus de certitude ; on ne peut nier devant l'évidence manifeste des faits.

Les inhalations sulfureuses de Saint-Honoré sont encore précieuses à cette époque de la tuberculisation, et nous avons pu souvent en constater les heureux résultats.

Le médecin qui les conseille doit s'occuper de l'état général du malade et des altérations qui se passent du côté du poumon.

La première indication sera naturellement plus difficile à remplir que pendant la période de crudité du tubercule, parce que l'état général aura plus souffert, que la constitution sera plus altérée, et que les bains entiers ne pourront pas être administrés avec autant de sécurité à des malades pour lesquels il faut craindre les moindres refroidissements. Heureusement l'inhalation vient encore, dans ce cas, nous porter un secours efficace en rétablissant les fonctions de la peau.

Du côté du poumon, il y a à considérer :

1° Le tubercule lui-même, discret ou confluent ;

2° L'inflammation du tissu pulmonaire le plus voisin :

3° L'engorgement des tissus ambiants.

Les résultats nécroscopiques nous apprennent qu'après la fonte tuberculeuse, les parois des cavernes peuvent, en se rapprochant, amener naturellement une cicatrisation complète ; c'est donc à obtenir un pareil résultat que le médecin doit s'attacher, et dans ce but prescrire le traitement sulfureux. Nos inhalations sulfureuses, en calmant par leur effet sédatif la sub-inflammation du tissu pulmonaire, peuvent arrêter une fonte tuberculeuse trop rapide, en même temps qu'elles la limitent dans sa marche.

En effet, l'inflammation des tissus qui enveloppent immédiatement le tubercule doit participer, dans un temps plus ou moins prochain, à la fonte tuberculeuse. Or, faire disparaître cette inflammation, n'est-ce pas, comme je le dis, limiter le ramollissement au tubercule lui-même?

Il faut d'autres fois, dans certaines phthisies essentiellement chroniques, indolentes, que l'inhalation vienne apporter aux parties malades une douce stimulation et activer par là un travail trop lent, après lequel seulement la guérison peut être espérée. Les inhalations de St-Honoré agissent donc indirectement sur le produit tuberculeux lui-même.

Il n'est pas rare de voir survenir, à la suite du traitement, un léger mouvement fébrile alors qu'on est allé jusqu'à la stimulation. C'est au médecin à savoir s'arrêter à temps, à revenir à l'action sédative de l'inhalation, et quelquefois à la supprimer elle-même complétement pendant un ou deux jours, en ayant soin, par des douches révulsives sur les extrémités inférieures, de faire disparaître ou diminuer au moins la congestion pulmonaire.

Sous l'influence de ce traitement, nous avons vu bien souvent les forces revenir, l'appétit augmenter, les sueurs diminuer d'abord pour disparaître ensuite, et les symptômes plessimétriques et stéthoscopiques s'amender ou disparaître aussi.

Quand nous avons le bonheur d'arriver à de pareils résultats, nous cherchons par tous les moyens à persuader à nos malades qu'il leur est indispensable d'aller passer les hivers dans le Midi, car cette amélioration, obtenue quelquefois si promptement, cède bien souvent en quelques heures devant un changement brusque de température ou à l'apparition d'une nouvelle bronchite, signe bien évident de l'importance capitale

de la disparition, autour du tubercule, de l'inflammation et de l'engorgement pulmonaire.

Après un séjour aux eaux, dont il est impossible de préciser la durée et qui a varié, à Saint-
Honoré, entre vingt et quarante jours, nous
avons vu disparaître ou diminuer les signes
stéthoscopiques du ramollissement, et chez plusieurs tout nous fait espérer que la tuberculose
est enrayée d'une manière définitive.

Hâtons-nous de dire que ces cas heureux se
sont présentés chez des malades chez lesquels
la tuberculisation pulmonaire était limitée.

Chez d'autres, au contraire, malgré une amélioration très sérieuse et constatée après chaque
saison, la fonte tuberculeuse n'a fait que marcher en avant jusqu'à une terminaison fatale.

Cependant, en présence de ces temps d'arrêt
si tranchés, n'est-il pas permis de se demander
si la guérison n'aurait point été obtenue, ou du
moins la vie prolongée encore longtemps, si les
malades étaient allés passer les hivers dans les
pays chauds, loin des brusques variations atmosphériques ?

C'est quand la phthisie pulmonaire est arrivée
à la deuxième période, qu'il est possible de
la confondre avec certains catarrhes, alors

qu'ils se présentent surtout chez des femmes atteintes en même temps de dysménorrhée ou d'aménorrhée. La percussion, dans ces cas, ne laisse point entendre de matité autour des prétendues cavernes, qui ne sont, le plus souvent, comme on sait, que des dilatations bronchiques plus ou moins remplies de mucosités.

L'état général et les antécédents permettront aussi au médecin de formuler le plus souvent son diagnostic d'une manière précise.

C'est encore à ce degré de la phthisie pulmonaire qu'on peut voir survenir des améliorations surprenantes, en même temps que l'apparition d'affections dartreuses supprimées, alors que les symptômes pulmonaires avaient coïncidé avec cette suppression plus ou moins ancienne.

Mon prédécesseur, M. le docteur Allard, avait parfaitement remarqué dans ces cas les avantages du traitement par les eaux de St-Honoré. « La deuxième période de la phthisie pulmonaire, dit-il, compliquée d'herpétisme, etc., est celle pour laquelle les eaux de Saint-Honoré sont surtout indiquées. »

Pour nous, et nous l'avons dit souvent, tout en tenant grand compte des effets de nos eaux dans la phthisie liée à une constitution rhumatismale ou dartreuse, c'est surtout alors que l'affection sera sous la dépendance du lymphatisme ou de la scrofule que nous serons certains de résultats meilleurs.

Troisième degré. — Nous voici maintenant arrivé à la période ultime de la phthisie pulmonaire, à cette période de l'affection où l'on peut dire que généralement toutes les médications sont impuissantes.

Les médecins qui se sont occupés du traitement par les eaux sulfureuses s'accordent à reconnaître que c'est avec une extrême réserve qu'il faut alors le tenter.

Nous partageons parfaitement ces idées au point de vue du traitement par les inhalations sulfureuses de Saint-Honoré, et qui plus est, nous nions en général l'efficacité de nos eaux à cette époque de l'affection.

Mais d'abord, pour faire comprendre notre pensée, établissons ce que nous entendons par troisième période de la phthisie pulmonaire. Cette distinction, je le crois, suivant qu'elle est appréciée de telle ou telle manière, peut être souvent une cause d'erreur, au point de vue de l'opportunité du traitement.

La première période, ou période de crudité du

tubercule, ne laisse de doutes pour personne, ce temps de l'affection pendant lequel le tubercule se trouve déposé dans le tissu pulmonaire, ne laissant souvent suspecter son existence par aucun signe morbide sérieux.

Le deuxième degré est caractérisé par le ramollissement, la fonte du tubercule lui-même et son expulsion au dehors.

Mais qu'est-ce donc alors que la troisième période?

Le ramollissement du tubercule, l'existence des cavernes appartiennent aussi bien au deuxième qu'au troisième degré. L'expectoration, la diarrhée, la fièvre, l'hémoptysie, la dyspnée, les douleurs pectorales, les symptômes plessimétriques et stéthoscopiques sont souvent, à la troisième période de la phthisie, absolument semblables à ceux du tubercule arrivé à son deuxième degré.

Que faut-il donc entendre, je le répète, par troisième période de la tuberculose?

Pour répondre à cette question, il faut, selon nous, beaucoup moins s'occuper de l'état du poumon plus ou moins envahi, que de l'état général du malade.

En effet, à ce moment de la phthisie, à la suite du ramollissement du tubercule et de la fonte elle-même du tissu pulmonaire ambiant, tous les organes semblent participer à l'altération générale. Outre l'infection produite par une absorption qu'on ne peut plus nier alors, c'est à un sang incomplétement oxygéné que les organes viennent demander la force d'exercer leurs fonctions qui s'éteignent.

On voit le malade atteint d'une dyspnée extrême, les muscles inspirateurs se fatiguent en efforts impuissants, le cœur bat avec force, comme s'il voulait remédier par la rapidité de la circulation à la pauvreté du sang que le poumon lui fournit.

Des sueurs colliquatives coïncident avec de la fièvre et une perte souvent complète de l'appétit. Ces sueurs elles-mêmes ne disparaissent souvent que pour laisser après elles des diarrhées incoercibles qui plongent le malade dans l'abattement et le marasme.

Les extrémités inférieures s'œdématient, c'est là souvent le départ d'une hydropisie générale.

Au milieu de ce cortége effrayant de symptômes, l'intelligence reste souvent intacte, dernier refuge d'une vie qui doit s'éteindre bientôt.

Voilà, selon nous. la troisième période de la phthisie pulmonaire.

Que peuvent dans ces cas les inhalations sulfureuses de Saint-Honoré?

Rien, absolument rien, pas plus que toutes les médications possibles.

Dans cette période extrême, n'engageons pas les malades à se rendre aux eaux minérales, et laissons-les aux soins et à l'affection de la famille.

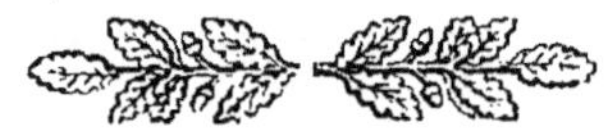

PROMENADES

AU MORVAN.

CHAPITRE Iᵉʳ.

Notre introduction traite spécialement des thermes antiques, nous compléterons ce travail en résumant rapidement l'histoire de la contrée, du XIe siècle jusqu'à nos jours.

Le Morvan prit aux croisades une part très-active, tel fut l'entraînement religieux, dit un historien, qu'à peine restait-il au pays un homme pour sept femmes. On sait quelles misères assaillirent ces multitudes imprévoyantes autant qu'indisciplinées, et, parmi les soldats de la croix, combien peu revirent la terre natale :

ceux-ci rapportèrent d'Orient l'horrible lèpre, et des germes contagieux qui, dans la suite, se développèrent à plusieurs reprises.

De cruelles famines, conséquence forcée de l'éloignement des hommes valides et de l'abandon des cultures, désolèrent périodiquement le pays durant cent cinquante années.

Vinrent ensuite trois siècles de guerre :

Seigneurs rivaux, Anglais, Bourguignons et Armagnacs nous pillant à l'envi, une fois de plus la solitude se fit en Morvan.

En ces temps reculés, les ressources de l'agriculture étaient des plus bornées; dans les ruines d'un prieuré incendié vers le XIVᵉ siècle, nous avons trouvé un amas de grains calcinés, du seigle, de l'avoine, des pois. C'était le produit de la dîme, sans doute aussi c'étaient là toutes les productions du pays.

Les ossements d'animaux, si communs dans les déblais gallo-romains, ont disparu au temps dont nous parlons, nouvel indice de la misérable existence qu'on traînait alors.

De l'excès des maux naquit le remède. Les princes, les seigneurs laïques et ecclésiastiques pour réparer le désarroi de leurs finances et rappeler des colons sur leurs domaines dévastés curent recours aux affranchissements. Les communes, peu nombreuses chez nous, datent de la fin du XIIIe siècle , nous connaissons une charte donnée à des serfs ruraux par le baron de Laroche Milay en 1316 et une du prieur de Mazilles en 1323 ; les affranchissements deviennent très-nombreux dans la dernière moitié du XVe siècle.

A ce moment apparaissent les vieilles communautés Morvandelles ; notre illustre compatriote, M. Dupin, a résumé leur histoire dans une notice consacrée à la famille des Jault. — *Le Morvan*, p. 82.

Ces concessions faites à des conditions généralement fort douces. mirent aux mains de simples cultivateurs jusqu'alors asservis à la glèbe, des domaines assez étendus pour que de nombreuses familles y trouvassent commodément nourriture, vêtement et abri. Des droits d'usage dans les forêts voisines procuraient tout le bois nécessaire aux besoins du ménage, et de plus le pacage et la paisson des troupeaux.

Le fils aîné héritait seul, c'était une précaution pour prévenir les partages et assurer la durée de la communauté ; venait-elle à se dissoudre, le seigneur rentrait en possession *ipso facto*

Tous les membres de la famille vivaient au même pot, non à la même table ; les femmes mangeaient à part. Le *Pot*, vaste marmite de fer ou de bronze était le meuble capital du ménage, il avait son nom comme un chrétien ; celui que nous possédons se nomme Gros-Jean et voit le feu seulement aux jours solennels.

A cette même époque, des terres furent également concédées à des hommes de condition libre, qui plus tard parvinrent à la noblesse, leur descendance subsiste encore.

Nous venons de montrer le beau côté de la situation ; certes la geline de bourdelage, les quelques deniers de censive, une corvée à bras par chacun an, tout cela était fort supportable : mais en ces temps lointains la noblesse et le clergé ne contribuaient guère de leur bourse aux charges publiques, pour les serfs restés sous la main-mise seigneuriale il y avait les dîmes, les indicts, les taxes de tout nom et de toute nature, les corvées à merci, le guet et garde, le logement des gens de guerre, les rapines des soudards ; puis les mauvaises années, les pestes, les mortalités du bétail ; en somme la condition de Jacques Bonhomme était des plus misérables.

Au seizième siècle, quand l'autorité royale commençait à protéger plus efficacement le menu peuple, les guerres de religion remirent tout au pis.

La famille de Jaucourt, puissante en Morvan, avait chaudement embrassé les doctrines nouvelles et les propageait activement sur ses nombreux domaines ; un moment, dit l'abbé Courtépée , le Morvan se trouva empoisonné de huguenots. La tour de Montécot était un de leurs refuges ; de l'antique chapelle ils avaient fait un prêche , néanmoins M. de Jaucourt épargna la belle église de Semelay où se voyait son banc seigneurial.

Les sanglantes représailles de la Saint-Barthélemy, les démélés des Valois et des Guize, les laborieuses campagnes que dut mener à bonne fin Henri de Navarre pour recouvrer son royaume, eurent aussi leur contre-coup en Morvan. Si l'on veut connaître l'état de ce pays non-seulement sous les Valois, non-seulement

sous les règnes du bon roi Henri et de son pâle
successeur, mais au temps des splendeurs de
Louis XIV ; qu'on lise les mémoires de Vauban,
et l'extrait suivant emprunté aux registres des
Etats par M. Rossignol, dans son livre des *Libertés de la Bourgogne.*

Les élus s'adressent à M. de Pontchartrain :

« Jugez, Monseigneur, de la misère où sont
« réduits les peuples de la province ; ils meu-
« rent déjà communément de pure faim, et
« principalement dans le Charolois et l'Autunois,
« où il y a deux mois qu'ils ne vivent pour la
« plupart que de la seule racine de fougère. Ils
« sont attroupés dans les bois, d'où ils volent
« tout ce qu'ils peuvent attraper ; ils mettent le
« feu la nuit dans les métairies, afin que le
« bétail se trouvant accablé dans les incendies,
« ils puissent en dévorer les restes. » (Mars 1694.)

Les mêmes plaintes recommencent en 1720
sous le coup du système financier de Law ; en
1736, où les seigles ayant été gelés, la famine
sévit de nouveau avec toutes ses horreurs.

Une épizootie, la plus terrible dont on ait
gardé le souvenir, détruisit en 1745 la presque
totalité du bétail ; on vit alors un homme s'at-
teler avec un âne pour tirer la charrue.

Nouvelle famine en 1771, puis la peste deux ans plus tard.

Louis XVI monte sur le trône : il faut voir dans les mémoires secrets et dans les innombrables pamphlets publiés de 1774 à 1789 l'inextricable réseau d'intrigues où fut enlacé l'honnête mais trop faible monarque.

On comprend alors les phases successives qui, d'une légitime aspiration à de justes réformes, firent la plus sanglante des révolutions.

Les querelles des parlements, les rivalités de Choiseul et de d'Aiguillon, les théories de Turgot et de Necker ne furent guère connues dans nos campagnes ; mais quand se répandit le bruit, perfidement propagé, que les nobles et les riches avaient signé un pacte de famine, quand les séditions à propos de la cherté du pain, d'abord concentrées dans Paris, envahirent la province ; quand les gens partis en vendanges, rapportèrent qu'à Dijon on avait impunément mis à sac l'hôtel de M. de Sainte-Colombe, signalé, bien à tort, comme un accapareur de blé, toutes les têtes fermentèrent.

La petite bourgeoisie espérait profiter du mouvement, ses impatiences se manifestent dans les cahiers rédigés à l'occasion des Etats-Généraux.

Cependant nos campagnes demeurèrent généralement calmes durant la crise révolutionnaire. Il n'en fut pas de même dans les villes ; en particulier à Moulins-Engilbert, qui s'appela un instant Moulins-la-République, quelques hommes égarés signalèrent les ardeurs de leur civisme en brulant les archives de la contrée. Singulier aveuglement ! Qu'étaient ces chartes de communes, ces actes d'affranchissements, ces blasons des villes, sinon les titres de noblesse du travail, et les monuments de la victoire du droit sur la force ?

On mit à l'encan, au plus bas prix, les biens des émigrés et de ceux du clergé ; les domaines qui trouvèrent acquéreurs furent payés par la revente de quelques têtes de bétail, mais les grandes terres demeurèrent intactes.

Délégué par la convention, Fouché, le futur duc d'Otrante, envoya pour républicaniser le pays, des commissions qui profanèrent les églises aux yeux des populations muettes et consternées ; une rafle générale de l'argenterie, fut le plus sérieux exploit de ces niveleurs.

En certain lieu de nous connu, les commissaires ayant fait main-basse sur les vases sacrés de la chapelle et donné d'iceux un reçu peu correct, exigèrent en outre que le clocher fût rasé, cette flèche blessait l'égalité. Finalement ils se mirent à table, devoir qu'ils accomplissaient religieusement trois fois par jour. Un membre facétieux, ci-devant praticien, appelait cela des vacations. On servit avec le repas destiné à la famille, du pain d'orge et de seigle, le vin du crû, des couverts de fer étamé.

Corne de Belzébut ! exclama au premier morceau X...-le-Borgne qui commandait la bande, citoyenne, ton pain m'écorche le gosier.

— C'est le pain de l'égalité, répondit la personne interpellée, mes enfants, moi, mes *familiers* n'en mangeons pas d'autre.

— Le vin est bisaigre.

— Goût de terroir, citoyen.

— Ce fer m'agace la mâchoire, du moins as-tu quelque argenterie de table en réserve, on n'est pas délateur après tout.

— Plus une seule pièce.

— Prends donc alors ; et fouillant dans sa vaste poche, X... offrit galamment un beau couvert volé à Est...

Longtemps après, vers 18... un élégant visiteur se présentait à Moulins-Engilbert chez le respectable M. de V...

Fidèle aux principes royalistes de sa jeunesse, M. de V... avait en outre gardé le costume de 1785 dans toute sa pureté. La queue, la poudre, le tricorne, habit à la française, culottes courtes et bas chinés rien n'y manquait : deux siècles ennemis se trouvaient en présence.

— Qui me vaut l'honneur de votre visite, dit le vieillard au jeune homme en lui montrant un siége ?

— Je suis M. X..., je viens...

— Viendriez-vous quérir le reste de mes couverts, s'écria M. de V.., retrouvant une ardeur juvénile, seriez-vous quelque chose à X...-le-Borgne ? C'était un grand gueux !!

On voit d'ici la stupéfaction de M. X... homme du meilleur monde, nullement informé et fort innocent des méfaits de son malencontreux homonyme.

Napoléon Ier releva les autels et rendit la sécurité au pays, il fut aimé en Morvan malgré ses incessantes réquisitions d'hommes, qui jetèrent

dans les bois bon nombre de conscrits réfractaires ; toutefois l'empire s'occupa fort peu de
nos pauvres montagnes. On s'en souvint aux
mauvais jours, s'il est vrai qu'après *Waterloo* un
illustre maréchal ait conçu le dessein d'organiser autour du Beuvray une suprême résistance.

En 1815 le nouvel état social, fruit de la révolution et des institutions de l'Empire, était à
peine compris dans nos campagnes ; la génération de 1780 dans toute sa virilité tenait le
gouvernement des familles, les vieilles coutumes
n'avaient presque rien perdu de leur autorité.
Attaché de cœur à sa religion, tout en y mêlant
de la meilleure foi du monde une foule de
superstitions païennes, isolé par la nature du sol
et par l'absence de routes, le morvandeau gardait son originalité native et son costume tradi-
tionnel. Le dimanche, sur la place de l'église,
se voyaient les *Daumères* à larges basques, les
culottes de *poulangris*, les longues guêtres de
même étoffe retenues au genou par un cordon
de laine rouge, et le vaste chapeau *Colmelle* qui

préservait du soleil ou de la pluie, suivant qu'il ventait de bise ou de galerne.

Si l'on perdait de vue le clocher natal, c'était seulement pour conduire le bétail aux foires du voisinage ; le *Galvacher* (vacher Gaulois) qui descendait au printemps dans le bas-pays pour charroyer le charbon ou le minerai des usines, rentrait à l'hiver tel qu'il était parti. Point de journaux, personne ne savait lire ; peu de médecins le gougneux et le sorcier suffisaient de reste. Les facteurs ruraux sont de création récente, l'ordinaire messager c'était le mendiant.

Le vieux cherche-pain morvandeau, voilà un type ! Il s'annonçait par une prière, un *pater*, un *confitor en Diou*, cette invocation en vieux langage était déjà une curiosité. Avant de recevoir la provende il baisait pieusement sa main, et par ce signe d'adoration antique il rapportait l'aumône à Dieu souverain maître de tout bien. Nul ne possédait comme lui nos légendes, depuis Saint-Martin dont le pied pétrissait le rocher, jusqu'à la dernière apparition du lutin. Quand abondait la recette, il faisait la part des petits et des veuves, ne gardant rien au delà de ses stricts besoins ; dans les mauvais temps il prenait gîte sous le chaume de quelque vieille communauté, et durant les longues veillées d'hiver il contait ses intarissables histoires aux fils des Gaulois, toujours avides de nouvelles et de récits merveilleux.

Les jeunes gens lui disaient mon père, ceux de son âge l'appelaient mon parrain. Il allait par procuration aux neuvaines, aux pélerinages, et gardait en tout temps, dans sa mallette d'écorce de cerisier, de la terre du tombeau des Saints, puissante contre une foule de maladies ; il excellait à *enmacorner* un mariage.

Nul n'est parfait. En ses courses, souvent lointaines, plus d'une fois on vit sa vertu chanceler à la porte du cabaret. Un surnom pris de son village ou de sa conformation physique servait à le désigner, connu de tous il était partout accueilli.

Nous parlons de lui au passé, la philanthropie a fait disparaître cette Bohême chrétienne. Son dernier représentant, celui qui parcourait les campagnes en chantant d'une si belle voix :

En revenant de my mairier
l'ai intindu le coucou santer,

Dieu vos répairne
Sarmante Elisabeau,
Sus lai mountaine
Le sant du peût ouïau !

Celui qui savait si bien les hymnes de l'église, le pauvre Champrobé ne fut-il pas trouvé mort l'autre hiver, au pied d'un poteau où l'on avait écrit : *la mendicité est interdite....* De mauvaises langues ont osé dire : le brandevin l'a tué.

On nous assure qu'en vertu d'un mystérieux avatar, Champrobé revit en la personne de Jean Chopin, le sorcier des bains ; Chopin est plus savant, Champrobé buvait mieux.

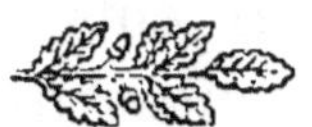

Pauvres que nous étions, l'invasion pesa lourdement sur nous ; il fallut nourrir un corps nombreux de Wurtembergeois, hommes fort doux en vérité, mais victorieux et s'en souvenant à l'occasion.

D'autre part, quelques brigands de la Loire rentrés au gîte maniaient la hache dans les bois ou l'aiguillon dans les *sarrères*, plus d'un ennemi (en Morvan on n'a jamais su dire autrement) plus d'un ennemi ne répondit point aux appels et dort encore sous la feuillée.

A la suite de la guerre vint sa sœur la famine, l'an 1817, *la mauvaise année*, est dans tous les souvenirs.

Du mois de mai 1816 jusqu'au 22 septembre la pluie tomba presque sans relâche, le seigle qui avait mal monté mûrit plus mal encore, le grain germait dans la javelle ; enfin les semences d'automne absorbèrent les trois quarts de cette triste récolte. Dès le printemps suivant on vit se renouveler les calamités passées ; tel donna son unique vache en échange de quatre boisseaux de blé ; mieux eut valu saler la vache et s'en nourrir. On mangea des racines sauvages, du pain de fougère, de jeunes pousses de hêtre et jusqu'à de l'herbe des prés.

Dans les maisons riches, chaque matin une soupe de pain grossier, de pommes de terre et de légumes était distribuée à tout venant, mais les bandes d'affamés se succédaient si nombreuses ! Malgré l'excès des maux on n'eut à regretter ni désordres sérieux, ni attaques contre les propriétés ; une moisson des plus abondantes vint enfin guérir toutes ces souffrances.

Les années qui s'écoulèrent de 1815 à 1848 furent bonnes au Morvan ; alors s'ouvrirent les routes, alors s'élevèrent les maisons d'école, alors furent fondés les comices, qui de plus en plus multipliés ont contribué si largement à la transformation agricole du pays.

Mil huit cent quarante-huit eut ses jours de deuil, mais formés au courage civique par trente années d'ordre et de liberté, les bons citoyens firent face au danger. Un instant entraînés par des promesses aussi creuses que sonores, nos morvandeaux revinrent promptement à la raison, et de nouveau demandèrent au travail un bien-être matériel dont la somme s'accroît chaque jour : avec le temps Dieu nous donnera le reste...

L'anecdote est notre spécialité, celle qui va suivre a le mérite d'être courte.

C'était en juin 1848 ; certain habitant de Saint-Honoré s'envint au chateau, représenter au régisseur que M. le marquis avait vraiment trop de biens pour sa part ; tel pré conviendrait à lui Jean-Pierre, il le demandait *amicablement*.

— J'en suis fâché, répondit le régisseur, tu

viens trop tard, ton voisin s'est adjugé le pré hier matin.

— Pas possible ?

— Si vraiment. Comme il n'était pas régulier, on a pris du tien pour redresser la ligne ; il t'en reste encore un assez beau lopin. Un coup de crayon sur le plan cadastral acheva la démonstration.

— Il a pris cela dans mon pré ? vous dites qu'il a pris cela dans mon pré !! Ah ! cré brigand, je cours charger mon fusil !!!

Laissant à ce point nos récits contemporains, nous terminerons par une étude de mœurs.

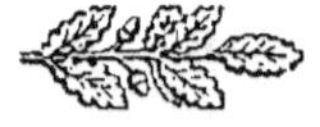

CHAPITRE II.

Le morvandeau vigoureusement constitué , patient au travail, mais prompt à la colère, est toujours prêt à *roucher* (frapper). De sang-froid il sondera longuement son adversaire et au besoin rusera avant de conclure la plus minime affaire ; *si le vin s'en mêle* il se lancera tête baissée dans les entreprises les plus téméraires.

Son pain est au premier passant ; il entamera avec un voisin d'interminables disputes pour une poignée de pommes sauvages ; c'est ce qu'il appelle : *rester fort dans sa loi.*

Braconnier avec délices, la nuit, sa cognée à la main, il bravera une condamnation sévère, voire un coup de fusil, pour voler une branche d'arbre ; donnez lui une bourse à porter, elle sera fidèlement rendue, sauf qu'un lièvre ou une belette ait croisé son sentier, auquel cas vous le décideriez difficilement à se mettre en chemin.

Dans les grandes circonstances de la vie voici comment il procède :

Lui naît-il un enfant, aussitôt il se met en quête d'un parrain et d'une marraine ; s'il ne peut obtenir l'agrément d'une personne bien placée, *qui plus tard sera utile au petit*, il choisit parmi ses proches. Le nouveau-né reçoit l'eau Sainte, un peu de poudre salue sa bienvenue, on fait une petite station au cabaret *pour rassembler son monde*, après quoi parents et amis reviennent festoyer au logis. Déjà la jeune mère a quitté sa couche, lessivé ses langes, remis tout en ordre à la maison, et l'enfant compte à peine trois jours d'existence ; Dieu permet que nos robustes morvandelles ne soient point incommodées de ces hâtifs travaux.

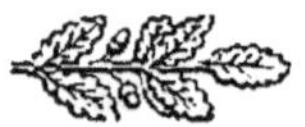

Un mariage demande des préliminaires autrement compliqués. Il y faut tout d'abord le *Peût homme*, qui entame les négociations et applanisse les voies ; le prétendant et son mentor s'abouchent ensuite avec le père de la prétendue.

Cette première rencontre a lieu un dimanche, toujours au cabaret. La politesse commande d'offrir du vin *tant qu'on en pourra boire* ; d'aventure si la jeune fille est présente, on demandera pour elle du vin sucré.

Vient l'entrevue officielle, nul n'est éconduit d'emblée, telle fille honnête compte autant de poursuivants que feue dame Pénélope; qui pourrait dire combien de duels au bâton résultent de ces compétitions amoureuses.

A la fin de la première visite il est un point capital à observer. Le feu s'éteint rarement dans nos chaumières morvandelles, quand le galant parle de se retirer la mère de famille s'avance vers l'âtre ; si les tisons sont rapprochés, ravivés le jeune homme n'a point déplû : au contraire, s'ils sont écartés, plantés à droite et à gauche du foyer, il reste au soupirant peu de chances de succès : néanmoins, la maison ne lui est point fermée, permis à lui de revenir aussi longtemps qu'il le voudra.

Ces assiduités durent des mois, quelquefois des années ; la jeune fille pendant ce temps a su encourager *celui que son cœur désire* et lui apprendre qu'*elle n'en aura jamais d'autre* : d'ordinaire cette promesse est fidèlement gardée.

La conscription vient-elle enlever l'ami du cœur, sa promise l'attendra sans désespérer personne.

Enfin, l'heure du berger va sonner, les bancs sont publiés, les habits achetés, c'est demain qu'on se marie ; les voisins aidant, on a fait pour la noce d'énormes préparatifs.

Sur le soir, le futur et ses *grands garçons* se présentent, ménétrier en tête :

> Ouvrez, ouvrez la porte
> La belle, car il est nuit.

A quoi les *grandes filles* répondent de l'intérieur :

> Je n'ouvre pas ma porte
> A l'heure de minuit,
> Passez par la fenêtre
> Qui est au pied de mon lit.

Or, les vieilles maisons morvandelles n'ont point de fenêtres.

On ouvre à la fin, mais la fiancée a disparu,

il faut la trouver ; de là, mille jeux, et le nom
de *jiaulées* donné à cette soirée, qui jadis se terminait par le branle du pays, *la bourrée carrée*,
une danse charmante ; actuellement on cultive
le quadrille et la polka.

La bande joyeuse revient le lendemain en
tenue des dimanches, puis lestée d'un solide
déjeûner, la noce s'achemine vers la paroisse.

Toute fille sage rencontre sur son chemin au
moins un bouquet, fait d'une branche verte
ornée de rubans et de fleurs ; le père ou celui
qui le représente, s'avançant alors, offre du vin
sucré et de la brioche aux auteurs de cette *honnê-
teté*. De son côté, la jeune fille les *marque*,
c'est-à-dire leur distribue des bouts de ruban.

Après la bénédiction nuptiale on jette des
dragées, et l'on offre l'indispensable rafraîchis-
sement à ceux qui ont salué la mariée ou sonné
les cloches.

Entre temps, les commères demeurées au
logis ont apprêté le repas de noces, le moindre

laboureur réunit une cinquantaine de convives ;
tout passant est en outre arrêté et prié de goûter
le vin.

Si le marié ne reste point *parsonnier* chez son
beau-père, si la jeune femme doit vivre désormais dans la famille de l'époux, à son tour
voici le moment d'être attentive ; quand le
jeune couple se présente, un balai est traî-
treusement oublié sur le seuil ; l'épousée doit le
relever, et, aussitôt entrée, se mettre en besogne
de ranger la maison. L'émotion lui fait-elle
oublier ce devoir essentiel, elle est jugée, ce ne
sera jamais une maîtresse femme de ménage.

Les noces durent plusieurs jours ; se quitte-t-
on enfin , en adressant au jeunes époux le
souhait qui termine les contes de fées, chaque
convive emporte *une part de la fête* pour ceux de
ses gens qui n'ont pu y assister.

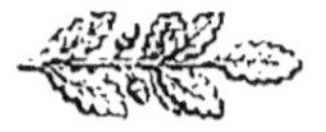

Riches ou pauvres, heureux ou déshérités en ce monde, il est là-bas derrière l'église un coin de gazon où tous viendront dormir leur dernier sommeil. Le morvandeau est *doux à la mort*. Longtemps il luttera contre la maladie ; se sent-il *arrêté*, suivant l'expression consacrée , il attendra longtemps encore avant d'appeler le docteur « qui coûte gros et ne s'y connaît guère. » Ces lenteurs paralysent trop souvent le dévouement du médecin.

Dans l'intervalle sont apparus le sorcier et les bonnes femmes avec leurs formules et leurs recettes infaillibles ; le malade a demandé du vin qu'on n'a eu garde de lui refuser.

Cependant le mal s'aggrave, M. le curé mandé à son tour est toujours le bien venu : s'il juge à propos de *donner le bon Dieu*, un drap blanc est tendu autour de la couche du malade. Malgré les pratiques superstitieuses qui s'y mêlent hors des regards du prêtre, ces apprêts d'une mort chrétienne sont sublimes dans leur simplicité; généralement le malade les accepte avec une résignation absolue.

Mais voici venir le viatique précédé du flambeau bénit ; aux sons de la clochette argentine on s'agenouille dans les champs, de pieuses femmes se rangent derrière le pasteur qui porte au moribond le gage de l'éternelle vie.

Le prêtre parti, on offre au patient *le repas de la mort*.

A l'heure de l'agonie, le cierge de la chandeleur est allumé, on dit les dernières prières, on *signe* le mourant (on trace sur lui le signe de la croix). Quand tout est consommé, on ferme les yeux du défunt avec la croix d'un chapelet, on clôt sa bouche, après qu'on lui en a demandé la permission en l'appelant par son nom de baptême, le seul qui lui reste devant Dieu. A ce moment, tous les vases contenant de l'eau sont renversés, l'âme en sortant du corps s'est plongée dans l'un d'eux pour se laver des souillures terrestres. Les animaux de labour sont dételés, tout travail cesse ; dernier hommage de respect rendu à celui qui va quitter la maison.

La coutume de placer une pièce de monnaie dans la main du mort s'observe encore en beaucoup d'endroits ; étendu dans son suaire, un vase d'eau bénite et le rameau de Pâques posés à côté du cierge, chacun vient lui faire l'aumône d'une suprême prière.

Après que le corps a été mis au cercueil, celui-ci recouvert d'un drap blanc est déposé sur une charrette, deux bœufs compagnons des travaux du défunt, ou prêtés par un voisin charitable, s'acheminent vers l'église. Elles connaissent leur devoir, les bonnes bêtes, pas n'est besoin de les exciter de la voix ou de l'aiguillon : parents et amis suivent en silence. Au loin la cloche gémit le glas funèbre ; dès le matin quelqu'un de la famille est allé *faire le chemin du mort*, en brûlant sur tout le parcours des poignées de paille qui ont écarté les mauvais esprits.

Les prières de l'église achevées, tandis que la terre retombe avec ce retentissement lugubre que chacun sait, on dépose au bord de la fosse l'écuelle qui servit au repas du défunt. Alors les sanglots éclatent, alors s'élèvent des voix qui disent les derniers adieux à la manière antique. Commencée dans les larmes, cette invocation s'éteint souvent dans les convulsions d'une crise déchirante : enfin on reconduit la famille jusqu'au seuil de son logis.

Spectacle touchant que ces funérailles, soit qu'elles s'accomplissent en hiver quand les arbres dépouillés associent leur deuil à celui de ces fronts inclinés, soit qu'au renouveau elles déroulent leur modeste pompe entre les haies fleuries , à l'heure où les petits des oiseaux chântent leur cantique au maître de l'éternité.

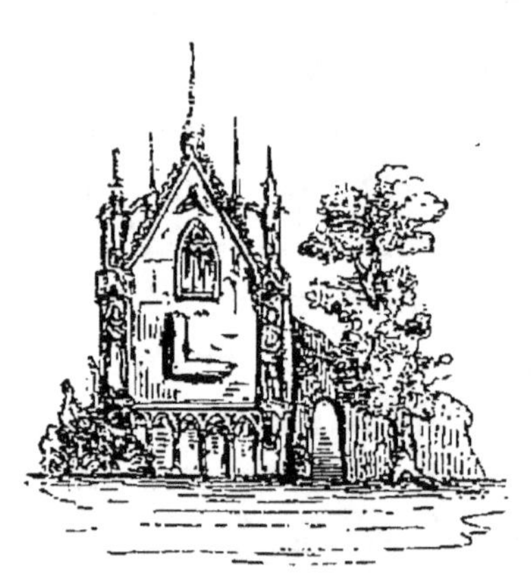

CHAPITRE III.

ARRIVÉE A SAINT-HONORÉ-LES-BAINS

CHEMIN DE FER; AUTUN, MOULINS, NEVERS,

DECISE.

Saint-Honoré-les-Bains est à égale distance des chemins de fer de Paris-Bourgogne et Paris-Bourbonnais qui se rejoignent à Lyon : Actuellement on quitte la voie ferrée à Saint-Léger-sur-Dheune, à Moulins ou à Nevers, et le trajet s'achève en diligence. Dans l'été de 1865 l'embranchement de Nevers à Chagny sera terminé jusqu'à Cercy-la-Tour, à deux heures de Saint-Honoré ; quelques mois plus tard le wagon déposera les voyageurs aux portes de l'établissement ; le chemin par Auxerre, Clamecy et lo Morvan doublera les facilités d'arrivée.

En attendant que la vapeur ait supprimé les distances, Autun montrera ses portails antiques,

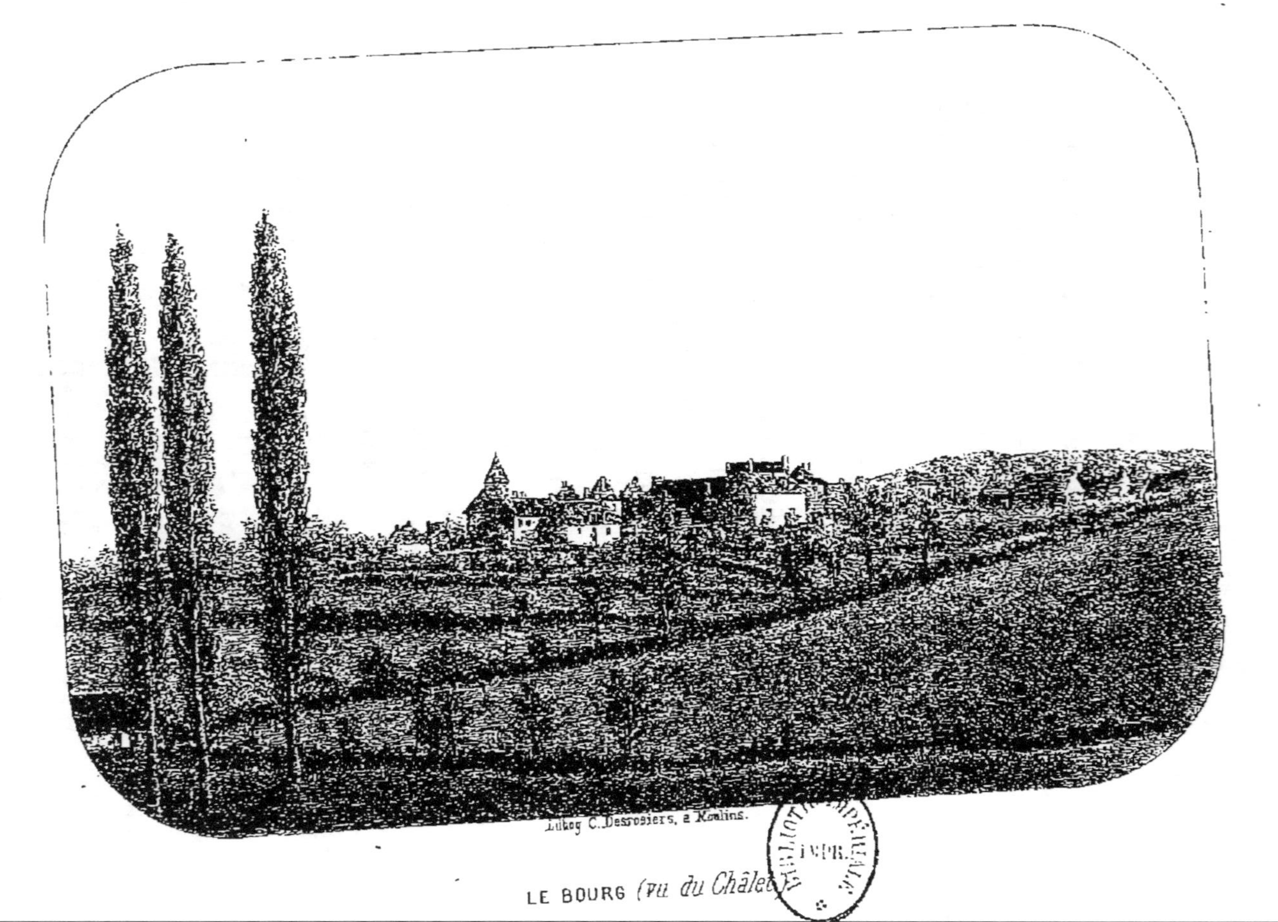

Lithog. C. Desrosiers, à Moulins.

LE BOURG (vu du Châlet).

ses musées, sa cathédrale, les ruines du théâtre romain, le beau cabinet de M. Bulliot président de la société Eduenne.

A Moulins on visitera ce qui reste du château des sires de Bourbon, le monument de Montmorency dans la chapelle du Lycée; au musée une rare collection de terres cuites gallo-romaines; la bible de Souvigny à la bibliothèque, et Souvigny lui-même si l'on dispose de quelques heures.

Nevers est fier, non sans raison, de ses grands établissements métallurgiques, de ses églises des onzième et treizième siècles; la porte du Croux qui renferme le musée lapidaire est elle-même un remarquable spécimen de l'architecture militaire à la fin du XIVe siècle. Le chateau Ducal, bâti par les Clèves dans la seconde moitié du XVe, offre aux artistes et aux curieux de précieuses collections céramiques.

N'oublions pas rue du Collége, le magasin d'antiquités de Barat, l'homme faïence, dont voici le portrait *vu de face* et tracé de main de maître :

J'ai ressuscité la faïence,
J'ai restauré le bric à brac,
Je suis un homme d'importance
Qui descends de Monsieur de Crac!

Saluons, chemin faisant, la grande usine d'Imphy, et plus loin :

· . . . . - *Decize*,
Petite ville en Loire assise
Et de sept villes à sept lieues,
Par devers les montagnes bleues
Qui sous un ciel pur ou grison
Du Morvan bornent l'horizon.

Une voie romaine partant d'Autun se bifurquait à Decize , l'une des branches gagnait Bourges après avoir franchi la Loire près de Buy ; l'autre se dirigeait sur Paris en suivant la rive droite du fleuve jusqu'à Genabum-Orléans, ou Gien , suivant certains auteurs dont nous partageons l'opinion.

Decize garde des souvenirs de toutes les époques mémorables de notre histoire ; César convoqua dans ses murs le Sénat des Eduens pour

régler le débat survenu entre Cot et Convicto-
litan qui, l'un et l'autre, se prétendaient investis
de la suprême magistrature de leur pays. Le
moyen-âge y bâtit un château, les évêques et
les seigneurs y fondèrent des monastères, des
églises.

Elle a élevé une statue à Guy-Coquille, le
plus illustre de ses enfants ;

C'est la patrie du conventionnel Saint-Just.

De nos jours, grâce au canal du Nivernais,
aux routes qui la traversent et aux nombreuses
usines qui l'entourent, cette ville est devenue
l'une des plus animées et des plus commerçantes
de la contrée.

A douze kilomètres de Decize, sur la gauche,
on peut voir la vieille tour de Cercy, et plus
loin à Vroulx, les ruines d'une ancienne forteresse aux substructions romaines.

Vient ensuite la haute tour du Tremblay,
flanquée de quatre échauguettes du plus gracieux effet. Elle fut bâtie au XVe siècle par
Armand de Reugny, pour protéger le pays contre
les bandes Anglo-Bourguignonnes qui le déso-
laient. En face, au bord de l'Aron, s'élève le

très-ancien prieuré de Saint-Germain-lès-Mazilles.

Enfin, on traverse Vandenesse, dernier relai avant Saint-Honoré, dont nous nous sommes un peu écarté tout en voulant y conduire nos lecteurs.

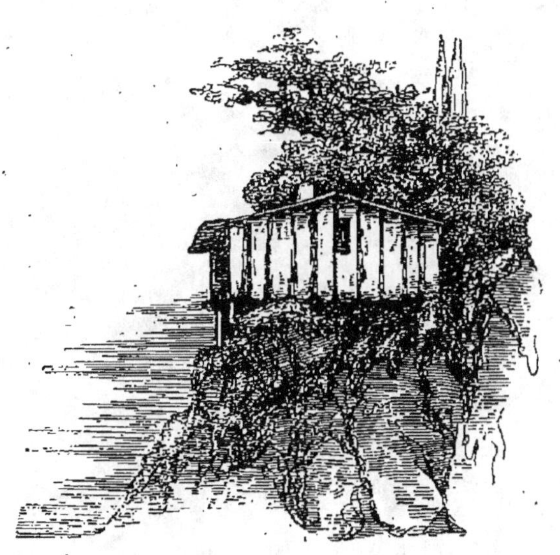

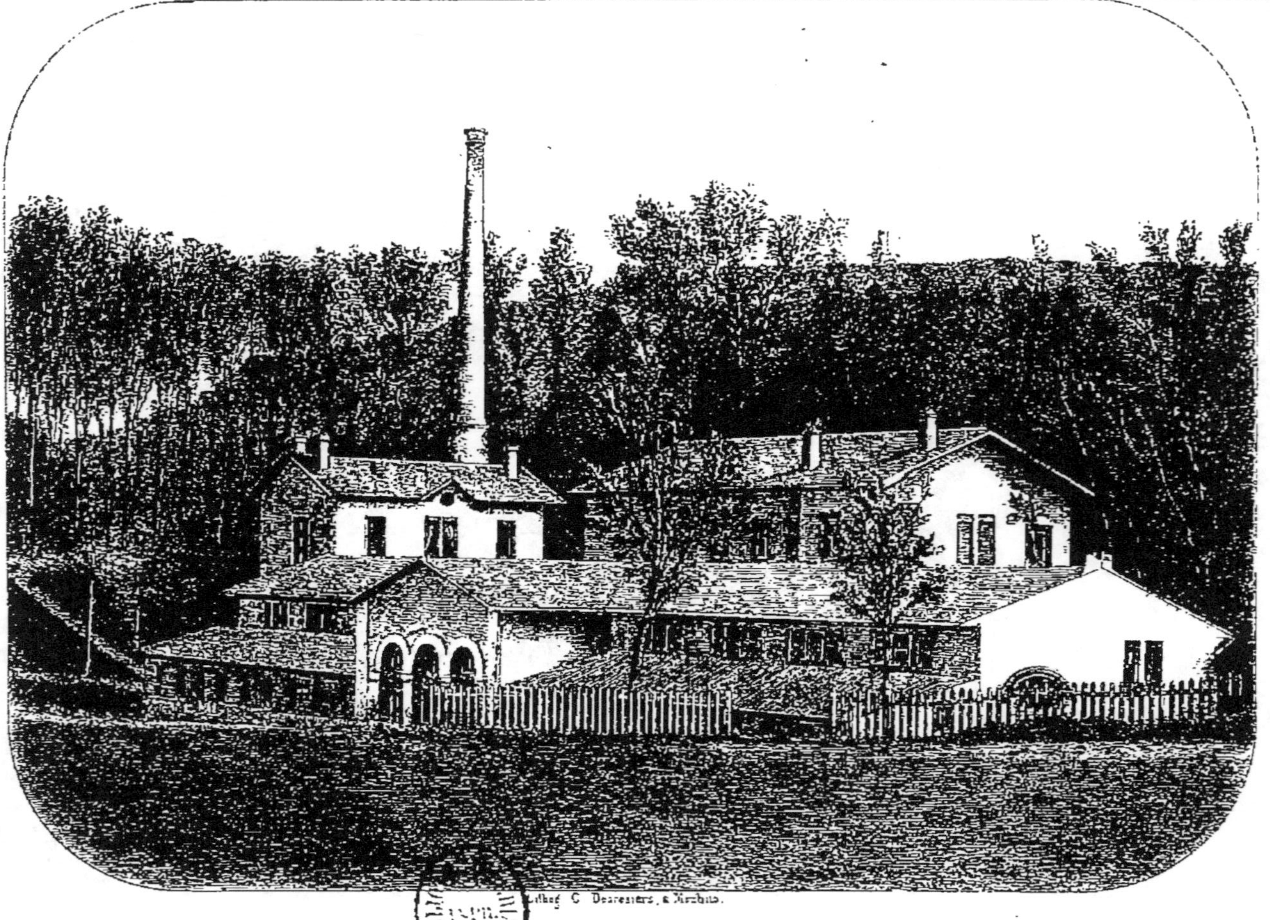

ÉTABLISSEMENT THERMAL

CHAPITRE IV.

Qui dit station thermale, éveille l'idée d'un séjour spécialement affecté aux souffrances humaines ; néanmoins les visiteurs qui ne s'astreignent à aucun traitement régulier sont en majorité dans presque tous les établissements d'Eaux, dont bon nombre doivent fortune et renom à cette clientèle qui cherche avant tout l'oubli passager des choses sérieuses, une trève à l'existence quotidienne, enfin le *bene vivere et lœtari* préconisé par un célèbre docteur.

Saint-Honoré est un établissement de haut aloi, connu déjà par des cures nombreuses et remarquables ; mais ici pas plus qu'ailleurs on ne voudrait renoncer aux distractions et aux plaisirs. Après avoir satisfait plus ou moins docilement aux prescriptions de la faculté, l'on se réunit au salons, aux salles de lecture ; le jeu a ses dévôts et la danse a ses heures.

Les environs sont charmants, les beaux jours d'été convïent à la promenade prochaine et parfois à de plus lointaines excursions , des parties s'organisent, notre rôle de guide commence.

Sobre de descriptions, volontiers laisserons-nous chacun à ses impressions personnelles ; les vieux souvenirs, les traits de mœurs , les légendes voilà notre lot.

Veut-on de plus amples détails, l'album du Nivernais et les historiens du pays : Guy-Coquille, Courtépée, Née de La Rochelle, Gillet, Rapine de Sainte-Marie ; MM. Dupin, Bulliot , l'abbé Baudiau... ont une place d'honneur à la bibliothèque des bains.

L'EGLISE.

Nous en avons parlé dans notre introduction, cet édifice n'offre rien d'intéressant, si ce n'est le fragment d'inscription antique ; le chœur seul est voûté, on croit y reconnaître un reste de la construction primitive. La chapelle de droite en regardant l'autel appartient au château de la Montagne. L'ancien prieuré est situé à quelques pas de la porte du Sud.

L'HOTEL DE LA QUEULDRE.

La maison seigneuriale du fief de la Queuldre dépend actuellement du château de la Montagne, et sert d'habitation au médecin-inspecteur durant la saison des Eaux. Charles de Chargère l'occupait encore en 1793 ; impotent et gardé à vue, les garnisaires en voulaient surtout à sa croix de Saint-Louis et à son épée.

Ce que voyant, le digne gentilhomme avait passé la lame par le milieu du ruban , et se tenant en garde dans un grand fauteuil adossé au mur :

Allons, disait-il, au B... le plus hardi !

LE MEIX CHARVIN.

C'est une haute bâtisse aux pignons pointus, située à l'est de la cure. Anciennement elle appartenait à une famille de notaires dont la descendance existe encore à Saint-Honoré.

LE DÉFEND.

Ce nom, commun en Morvan, rappelle une enceinte fortifiée, une *défense* destinée à retraire corps et biens les habitants du voisinage en cas de soudaine attaque. Aujourd'hui le Défend est une de ces belles futaies comme il ne s'en voit plus guère en France.

Un sentier partant de l'hôtel des bains y conduit à travers champs, les avenues sont gracieusement laissées à la disposition des baigneurs. La principale qui s'ouvre à droite en face de la glacière, mène à un vaste banc circulaire d'où la vue embrasse une charmante perspective ; en continuant, on aboutit aux jardins du château, près du sentier qui redescend à l'établissement. On peut encore revenir par la poterie, la route, la chaussée de l'Étang-Honoré et le cottage du médecin-inspecteur.

LE CHATEAU.

Commencé vers 1776, il remplace un vieux manoir du XIVe siècle à peu près ruiné par l'ouragan de 1773. M. de Montbaron, alors propriétaire de La Montagne, n'avait pas de postérité directe, et voulait, dit-on, consacrer une partie de sa fortune à des œuvres charitables ; un vaste hôpital devait faire bénir sa mémoire à Saint-

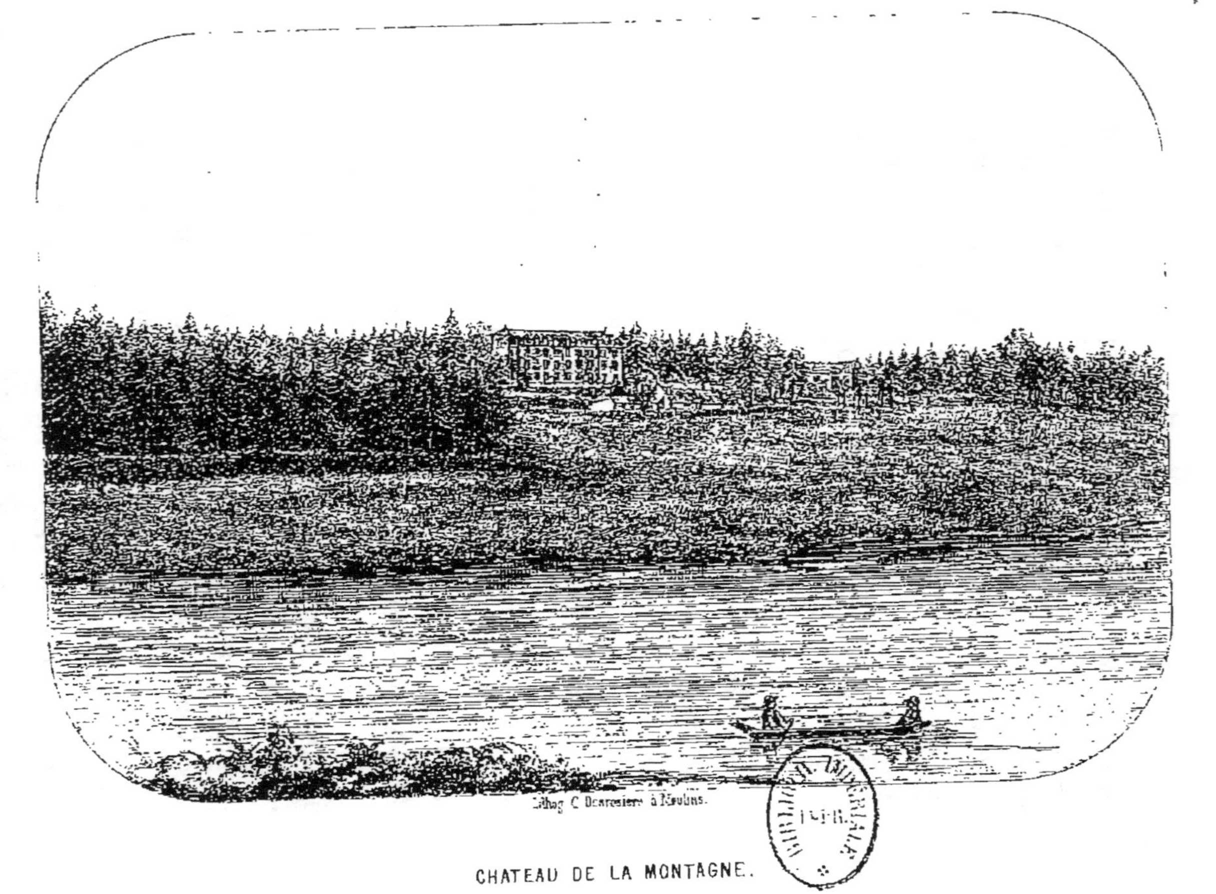

Lithog. C. Desrosiers à Moulins.

CHATEAU DE LA MONTAGNE.

Honoré. Les constructions commencées à cette intention absorbèrent des sommes considérables, dans lesquelles il faut compter pour une bonne part la démolition du vieux Castel, beaucoup plus solide à sa base qu'on ne se l'était figuré.

M. de Montbaron légua en 1781 tous ses biens à MM. de Chabannes d'Argoulais enfants de sa sœur ; ceux-ci pour liquider la succession, vendirent en 1786 la terre de la montagne à messires Antoine Pierre de Viel , chevalier, comte de Lunas, ancien capitaine au régiment de la Reine, cavalerie ; et Antoine-Louis-François de Viel-Lunas , chevalier, marquis d'Espeuilles, ancien major du régiment, duc d'Angoulême. Au propriétaire actuel, fils du marquis Antoine, sont dûs tous les travaux de transformation qui, des grands corps de logis froids et nus du projet primitif, ont fait l'une des plus belles résidences du Nivernais.

En haut de l'escalier d'honneur, on a reproduit une prouesse cynégétique accomplie au cri de *A moy Morvan* ! ce groupe est plein de vie et de chaleur, chaque figure du piédestal est un portrait.

Après le grand salon, dont les peintures rappellent au maître de céans des souvenirs de voyage, on cite pour leur belle exécution les boiseries de la salle à manger, prises dans le tronc d'un seul chêne. Le panneau principal supporte les armoiries du châtelain, accompagnées de l'écu de gueules aux fleurs de lis sans nombre.

L'illustre auteur des Martyrs écrivait le 24 juillet 1836..... Vous voulez bien m'inviter à vous envoyer mes armes, hélas! ce sont les anciennes armes de France, *les fleurs de lis sans nombre*, mais sur un fond de gueules.

Elles furent données par Saint-Louis à Geoffroy V de Châteaubriand, en récompense de sa valeur au combat de la Massoure (Mansourah 1250.)

Nous portions auparavant des pommes de pin, et notre devise était : *Je sème l'or*. Notre devise est maintenant : *Mon sang teint les bannières de France*.

On ajoute, en parlant de ce même Geoffroi : Partout où l'on voyait apparaître ce troisième des neuf barons, Pairs de Bretagne, qualifiés princes sur les monuments du XVe siècle, partout son écu de gueules semé de pommes de pin d'or portait la terreur dans les rangs ennemis.

Si bien que la nouvelle de la mort du haut

baron se répandit avec le bruit de ses exploits, tant il était peu croyable qu'il n'eût pas succombé après de si terribles faits d'armes. Cette sinistre nouvelle arriva jusqu'en Bretagne et franchit les murs du castel du preux, le deuil était dans le noble donjon. Mais tout à coup on apprend que le loyal baron revient, les sentinelles voient arriver un gros de cavaliers ; elles distinguent un guerrier qui a toutes les allures de leur seigneur, c'est lui, et cependant son écu, au lieu de pommes de pin, porte semé des fleurs de lis de France. Cela n'arrête pas la dame de Châteaubriand, elle a reconnu le baron, elle descend dans la cour d'honneur, pleine d'une joie immense, ardente ; elle se jette dans les bras de son noble époux et meurt de saisissement. (*J. Pautet. Manuel du Blazon.*)

Les archives de La Montagne ont des titres du XIVᵉ siècle et surtout de précieux terriers de 1423 et de 1696. On garde dans la bibliothèque les médailles et autres objets antiques recueillis aux sources thermales.

Cette grande terre appartint successivement aux sires de Chatillon-en-Bazois, issus des comtes de Nevers (Xᵉ siècle) aux maisons de Toulongeon, de Grandrye, de Chandon, de

Sayve, de Genoud.... Ces derniers la vendirent aux Sallonnier dans les premières années du XVIII siècle.

Saint-Honoré a deux foires considérables, le 15 mai et le 15 novembre de chaque année ; jadis elles se tenaient autour de la halle seigneuriale, dans le champ le plus rapproché du château, au nord. La première fut accordée par Henri II en 1556 et la seconde par Henri IV en 1598. Tout marchand forain ouvrant loge ou estal, devait au Seigneur un gâteau d'hommage.

La féodalité a vécu, mais on voit encore aux foires de Saint-Honoré des milliers de gâteaux. Un morvandeau de la bonne roche n'aurait pas la conscience tranquille, s'il rentrait au logis sans rapporter portion congrue de cette galette traditionnelle.

LA POTERIE.

Fondée en 1844 à l'est du château, sa fabrication embrasse toutes branches de l'*art de terre*, depuis les vases les plus modestes, les tuyaux de drainage, les cruchons à eaux minérales, jusqu'aux creusets réfractaires à l'épreuve des

acides, jusqu'aux produits les plus délicats de
la céramique artistique. Nous ne saurions dire
si ces derniers enflent beaucoup la bourse du
propriétaire, nous pouvons affirmer que plusieurs familles vouées jadis à une pénurie héréditaire, trouvent en tout temps à la poterie du
travail et une existence assurée : excellente façon
de pratiquer la charité.

Tout baigneur doit une visite à la poterie ;
elle est ouverte de neuf heures du matin à
quatre heures du soir, les dimanches exceptés ;
les eaux se boivent dans des gobelets émaillés
de blanc, ornés de feuillages, et portant en
légende : *Saint-Honoré-les-Bains* ; ainsi le veut
cette souveraine absolue qui a nom La Mode.

LE DÉSERT.

A certains jours le désert est très-peuplé, c'est
le rendez-vous aimé des pêcheurs d'écrevisses.
On remonte le ruisseau depuis le pont du Seuil
jusqu'aux écluses établies près du hameau de
Tussy ; elles sont reconnaissables à leurs vannes de
fer ; le chemin qui s'ouvre à gauche ramène
ensuite au bourg par la chaussée romaine et le

champ de foire. Les dames qui veulent pêcher
dans le désert doivent se munir de légers filets
appelés balances, ou bien se faire accompagner
par un enfant qui sondera les trous où les
écrevisses ont leurs retraites.

L'ÉTANG DU SEUIL.

C'est une vaste et belle pièce d'eau que bor-
dent les pelouses du manoir ; on y arrive par le
défend et par la route de Luzy. Au Seuil, chez
Gabriel Maribas, on trouve du laitage, des œufs,
tous les éléments d'un goûter champêtre ; une
gracieuse nacelle se balance sur le petit lac.

LA VIEILLE MONTAGNE.

Le sommet de la vieille montagne est un but
de promenade obligé, où chaque jour se dirigent
quelques sociétés joyeuses ; les uns suivent la
route, le plus grand nombre préfère l'ascension
à travers bois. Dans le premier cas, on s'arrête
au point culminant de la rampe des Montarons,
puis on prend à gauche, et à gauche encore au

second coude du chemin. Si la traversée des bois obtient la préférence, il faut se pourvoir de chars à bœufs chez les fermiers voisins de l'établissement. La journée se paie de 25 à 35 francs, suivant l'urgence des travaux que le bouvier se voit forcé d'interrompre : un char contient aisément douze personnes.

L'excursion demande une partie de la journée, c'est pourquoi il est d'usage de faire un repas sur la montagne. Le maître d'hôtel se charge de tous les apprêts. Le champêtre festin est servi dans une salle de verdure à la sortie du bois, ou bien à l'extrême cime en pleines ruines.

La vieille montagne, ainsi nommée pour la distinguer du moderne château, mesure 557 mètres d'altitude ; les officiers d'état-major chargés de dresser la carte de France avaient établi au point culminant un poste d'observation dont il reste quelques vestiges, notamment une dalle exactement orientée.

Nous avons des pics plus élevés, mais point de panorama plus complet ; à l'est, au sud, à l'ouest l'œil embrasse et dépasse les anciennes limites du pays Eduen ; les montagnes du Charolais, du Forez , de l'Auvergne forment le fond du tableau.

Les ruines figurent un rectangle défendu par une double enceinte de fossés, autrement dit un château du moyen-âge, enté sur une fortification qui probablement datait de l'ère celtique : le burg ou donjon avait en outre son enceinte particulière, c'était comme une citadelle intérieure et un suprême refuge. Quand les bois sont coupés, on distingue çà et là, sur le versant occidental, des restes d'antiques constructions auxquelles se rattache une légende.

En un temps bien reculé, disent nos anciens, nombre de familles s'abritaient sous la protection du Château. Aux endroits où le bois est le plus fourré, on voyait des jardins, des champs cultivés, de vastes pâtures couvertes des troupeaux du maître ; plusieurs grands chemins, mentionnés dans les vieux titres, venaient de Luzy, de Montpéroux et d'autres lieux encore aboutir à la Montagne ; c'était un passage très-fréquenté.

Certain soir, vers la moisson, un vieillard vénérable portant coquilles et bourdon vint heurter à la poterne, il demandait, au nom de

Dieu, du pain pour se nourrir, un gîte pour la nuit.

Au même instant le châtelain rentrait de la chasse, de fort méchante humeur, ayant trouvé buisson creux.

— La peste soit du robeur, allons détale et me laisse passer.

— Hélas ! monseigneur, vous plaise me recevoir à bonne merci, voyez, je suis vieux et brisé de fatigue.

— Qui t'empêchait de demeurer en ton bouge ?

— Un vœu à monsieur Saint-Jacques de Galice, pour un mien fils présentement aux saints-lieux avec le roi notre sire....

— Encore un coup, tire tes chausses et que monsieur Saint-Jacques t'assiste ! Ecoutez ces bons apôtres Romieux et Galiciens, nos greniers tantôt seront vides, par contre la vermine emplira nos logis.

Alors le vieillard élevant la voix :

Homme dur et méchant, qu'il te souvienne du mauvais riche ; celui qui t'a fait puissant, le seigneur Dieu peut à son gré abaisser ton orgueil ; tel dont les greniers regorgent aujourd'hui, demain verra périr toutes ses chevances, et leur cendre n'emplira point une cruse d'escargot ! (*cruse*, enveloppe, coquille, *crusta*.)

Le sire de Lamontagne se retourna furieux et le fouet levé...., le vieillard avait disparu.

Dans cette même nuit les ennemis assaillirent le château, le prirent et le livrèrent aux flammes ; les vassaux furent égorgés, les bois et les moissons brûlés, un vent qui s'émut emporta les cendres : ainsi se réalisa la prédiction du pélerin, ou mieux de monsieur Saint-Jacques qui en avait pris les traits.

Quelques heures plus tard, on eut vu un homme les vêtements en lambeaux, les cheveux et la barbe roussis, s'échapper du donjon par une issue secrète et s'éloigner dans la direction de l'orient ; c'était le sire de La Montagne pauvre et nu qui s'en allait en Palestine.

Dix ans après il reparut, à son tour portant coquilles et bourdon ; il vint aux ruines, fléchit le genou et baisa le seuil du manoir de ses pères en disant : Seigneur, que votre nom soit béni ! Au même moment des aboiements retentirent, des pas allourdis se firent entendre, un vieux chien et un vieux serviteur, échappés au désastre eux aussi, étaient demeurés au poste jadis confié à leur fidélité.

Dieu dont le bras paternel s'apesantit à regret avait ménagé au pécheur repentant une consolation plus douce encore ; son dernier enfant vivait, élevé au plus profond des bois par sa nourrice qui maintenant lui tenait lieu de mère. Une chapelle dédiée à Saint-Jacques, patron des pélerins, s'éleva sur l'emplacement de la cabane protectrice ; un nouveau manoir, construit non loin des sources chaudes, remplaca la vieille forteresse qui fut définitivement condamnée.

Cela prouve, mon enfant, disait Pierre Sauvaget en nous contant cette très-véridique histoire, qu'il ne faut jamais rebuter le frère qui nous tend la main, nul ne sait quel temps il fera demain, et qui donne au pauvre prête à Dieu.

La tradition veut que le donjon servît à transmettre des signaux de feu, encore un souvenir des temps antérieurs à la conquête ; chaque soir, dit-on, le seigneur allumait un fanal sur sa plus haute tour et correspondait de la sorte avec les autres châtelains. Rien de plus aisé : Trente châteaux ou points fortifiés s'aperçoivent du faîte de la vieille Montagne.

En 1848, un inconnu vint s'établir au village de Marry tout près du vieux castel. Cet homme passait la plus grande partie du jour à dormir, il disparaissait le soir venu, sans mettre personne dans la confidence de ses courses ni de ses occupations nocturnes ; seulement on le voyait se diriger invariablement vers la montagne.

Les préoccupations publiques étaient assez graves alors pour qu'on ne prêtât pas grande attention à ces allures quelque peu mystérieuses, au demeurant, l'homme se montrait bon compagnon et d'une conduite irréprochable.

Un soir, deux chasseurs attardés dans ces parages furent frappés de certaines lueurs, alternativement rouges et blanches, qui semblaient s'échapper du milieu des ruines.

— Quelque loge de bucheron ? dit le plus jeune.

— Non pas, répondit l'autre, vieux garde connaissant par état tous les recoins du pays.

— Alors, qu'est-ce que ces feux ?

— Rien de bon, croyez-moi, ces vieilles murailles ne sont jamais nettes ; sait-on ce qui s'y passait autrefois, ce qui s'y fait maintenant, le sait-on bien ?

Le lendemain, à la nuit, les deux curieux

s'embusquaient dans le fossé au pied de la grosse
tour, ils attendirent longtemps ; à la fin des pas
se firent entendre vers la barraque des signaux,
le volet s'ouvrit, une lueur se projeta au couchant. Puis les pas se rapprochèrent, l'homme
passa tenant d'une main une lanterne et de
l'autre un objet semblable à une longue-vue
mais beaucoup plus volumineux ; peu après les
feux rouges et blancs brillèrent dans la direction
du sud-est. Si c'était un appel, personne n'y
répondit. Un quart d'heure s'écoula, ensuite le
personnage se disposant à partir, les chasseurs
l'imitèrent. Au bruit qu'ils firent le premier
s'arrêta, on l'entendit armer un pistolet, les bat-
teries de deux fusils doubles répliquèrent. On
revint de compagnie au village.

L'homme aux lanternes était du Midi, se disant envoyé par une société pour relever de jour
et de nuit — de nuit surtout — les variations
thermométriques de notre contrée à diverses
altitudes. On voulait planter des muriers, élever
des vers à soie sous ce climat moins exposé à la
touffe, (expression vivaroise, suffocation des vers
par les temps orageux) on espérait obtenir des
sujets plus vigoureux, de la graine plus saine et
conjurer la maladie qui commencait à sévir sur

les *magnans*. Telle était l'industrie dont il allait doter nos montagnes. Il contait ces belles choses à un nouveau débarqué de l'Ardèche qui n'en crut pas un traître mot.

Peu de temps après, le bruit se répandit que l'industriel avait disparu subitement ; on vint au laboratoire, il était jonché de verres brisés en mille pièces. Plus tard on crut tenir le mot de l'énigme. Le télégraphe électrique n'existait pas encore ; au moyen de ces signaux de feu renouvelés des Celtes, une association de capitalistes envoyait de Paris à Lyon des avis et des ordres qui devançaient de beaucoup le télégraphe aérien, forcé de s'arrêter la nuit, et d'ailleurs réservé aux seules communications du gouvernement.

Cette manœuvre fut éventée, et les agents, prévenus par un dernier signal, se mirent en sûreté. D'autres prétendirent qu'il s'agissait de menées politiques ; libre à chacun de choisir entre ces deux hypothèses.

Nous ne saurions dire à quelle époque le vieux château fut abandonné ou détruit ; s'il succomba, comme la légende le prétend, durant les guerres qui désolèrent la France du treizième au quinzième siècle, s'il se vit délaissé quand l'introduction de l'artillerie dans la conduite des siéges eut démontré l'impuissance de ces hautes murailles, s'ajoutant par surcroît aux incommodités d'un séjour sur des sommets ardus.

A deux kilomètres de la vieille Montagne, à l'est, dans le bois des Boulas, se dresse un peulven parfaitement conservé ; il porte un nom significatif : *La pierre aiguë*.

Il s'en fait beaucoup de récits le soir à la veillée ; les uns disent c'était ceci, les autres répondent c'était cela ; l'endroit est mal hanté, nous en savons quelque chose.

Notre ami Bon-Bard qui demeurait déjà au Niret, avait joué un rôle très-touchant dans une batterie à Onlay, le jour de la Bonne-Dame ; nous allions pour arranger l'affaire, nous étions au *perthus* des Boulas.

— Bard ?

— Plait-il, notre monsieur.

— Quel est cet homme arrêté à la croix des quatre chemins ?

— Je le *soutraye*, mais je ne le remets pas encore : Attendez-donc , oui ma grand'foi, —

c'est lui, c'est cette canaille de fluteux, le vieux X... qui m'a vendu au commissaire pour la la chose de l'apport, vous savez bien ; gueusard va !

— Qui diable attend-il à cette place ?

— Oté vot' respect, notre Monsieur, celui que vous dites viendra assez vite, pas besoin de l'appeler par son nom ; le vieux X... attend son maître quoi ! — Notre Monsieur ?

— Hein ?

— Je vous demande excuse, gagnez toujours devant, vous trouverez notre homme au Niret et du vin tiré chez la Brune-du-Maçon, tâchez de m'arranger à bon marché ; moi je remonte au bois où j'ai laissé ma cognée.

— C'est-à-dire tu vas encore voler un arbre à mon ami Bezille ou bien au Lazare du Jean ?

— Nenni, mais j'en pourrais *prendre* un tout de même, je ne serais pas voleur pour ça.

— Tu dis ?

— Ecoutez-donc ; un arbre, ça vient sans semer, c'est à tout le monde ; par exemple, j'aimerais mieux me faire couper le cou que de voler un épi dans un champ de blé.

— Vrai ?

— Ah ! mais oui, tounar de loup-varou, que

vous m'en faites jurer ! Sur cette sentence morale Bon-Bard reprit le chemin du bois ; quelques minutes plus tard des cris de détresse s'entendaient vers la Pierre-Aiguë. Au retour, on nous conta que le ménétrier avait été relevé près du peulven, dans le plus piteux état ; un gourdin d'aigru (houx) fraîchement coupé, trouvé à côté du blessé, témoignait d'une correction peu fraternelle. Bon-Bard n'avait rien vu, rien entendu, ce qui ne l'empêchait pas d'expliquer l'évènement de la façon la plus naturelle.

Les fluteux, chacun le sait, partagent leur gain avec le diable ; mais tout fluteux est voleur autant qu'un meunier. Le vieux X... avait voulu tricher son maître, celui-ci l'avait rossé d'importance. Autrement un homme baptisé eût-il été trouvé comme cela, au pied de la roche damnée où les sorciers de l'autre temps menaient leurs processions, couverts de grands linceuls blancs, des couronnes de gravissot (lierre) sur la tête et des *feuillas de Guyé* (des rameaux de Gui) à la main.

Nous n'eûmes garde de contredire cet excellent garçon qui nous a donné sa voix pour la présidence de la république, et plus tard encore quand il s'est agi de nommer un empereur ;

mais nous ne partageons point ses préventions touchant la probité des ménétriers ; nous protestons spécialement en faveur de notre ami F... du Mourceau - des - Vignes . que nous aurons l'honneur de vous présenter quelque jour.

En descendant de la vieille Montagne. tout près de la maison Duplessis est la *Belle place* où se tient le sabbat. Cette assemblée, dont on parle beaucoup sans la connaître, a certainement ses charmes, elle a ses mécomptes aussi. Un homme de Corcelles dont nous tairons le nom, ayant accompli les cérémonies prescrites. par une belle nuit s'en vint au rendez-vous. La messe noire achevée, messire Satan, qui présidait l'assemblée sous la figure d'un vieux bouc. reçut l'hommage de ses fidèles en la forme voulue et en l'endroit accoutumé, puis on prit place au festin de rigueur ; chacun ensuite songea à rentrer chez soi avant le chant du coq. L'homme de Corcelles avait enfourché un veau dont il serrait pour plus de commodité la queue en guise de bride, ce détail montre assez qu'il chevauchait à rebours ; son compagnon de voyage. un vieux du Mont d'Onlay, était monté sur une maîtresse truie qu'il tenait par les oreilles.

Comme ils passaient à quelques cents mètres
au-dessus de l'étang Boiret, tiens, dit l'homme
à la truie, fameuse place pour prendre un bain !
L'autre qui bayait aux étoiles baisse les yeux,
voit le danger et s'écrie : ah ! mon Dieu ! Le mot
n'était pas achevé que le veau — un démon dé-
guisé — avait disparu, l'imprudent cavalier se
débattait au plus profond de l'étang. Mais il avait
appelé Dieu, il fut entendu. Il put saisir une
nasse de roseaux, abandonnée par quelque
pêcheur de chataignes d'eau, et regagner la
chaussée, jurant d'aller au plus tôt à confesse et
de ne point se fourvoyer désormais en mauvaise
compagnie. C'est à savoir s'il tint son serment,

CHAPITRE V.

VANDENESSE. - MAZILLE. - MONTCHANIN
FRÉQUI.

Situé à six kilomètres de l'établissement, à la sortie du bois, sur une route excellente, Vandenesse offre un agréable but de promenade. Malgré des changements réclamés par les besoins de la vie moderne, le château grâce à ses tours élancées et à ses portes armées de machicoulis, conserve encore un noble aspect. Bâti vers 1475 à l'époque où tomba le donjon de Nourry, dont Vandenesse relevait alors, il remplace un manoir antérieur au onzième siècle.

Ce nom de Vandenesse (Vindonissa) se retrouve partout où existèrent des cantonnements de Boïens et de Sarmates. La chapelle érigée en paroisse dès l'an 1032, était desservie par les religieux de Mazilles, ils y venaient par le *Pont-aux-Moines*; cette église fut soumise au prieuré à la requête de Bozon comte d'Auxerre par Hugues, évêque de Nevers, en cette même année 1032.

Le château de Vandenesse dont les archives
soigneusement classées renferment de très-
anciens titres, appartint deux siècles durant à
l'illustre maison de Chabannes; la terre vint
ensuite par alliance aux d'Ollivier, seigneur du
Montceau, et plus tard, au XVIIe siècle, à la
famille de Fiennes qui obtint son érection en
marquisat. En 1792, dame de Béthune-Charost
veuve du marquis de Poyanne y reçut la visite
des commissaires du district; c'est actuellement
la propriété de M. le duc de Périgord, à la muni-
ficence duquel Vandenesse doit une belle église
récemment construite. On y voit aussi un haut-
fourneau qui remplace d'anciennes verreries.

PRIEURÉ DE MAZILLES.

Les vieux titres de Mazilles sont perdus, tout
ce qu'on en sait est dû à dom Viole, auteur de
l'histoire de Saint-Germain-d'Auxerre et aux
procès-verbaux de visite des prieurés qui dépen-
daient de cette abbaye.

La terre et l'église de Mazilles furent données
à Saint-Germain en 886 par un noble et pieux
seigneur nommé Ithier; Charles-le-Gros dans une
charte de confirmation des biens de l'abbaye-

mère, mentionne également l'église et le domaine de Mazilles. Pour la première fois le titre de prieuré est énoncé en 1151 dans une bulle d'Eugène III. Le pape nomme en même temps cinq églises dépendantes de Mazilles, savoir : Champvert, Montaron, Thaix, Vandenesse et Saint-Jacques, chapelle située dans les bois entre Vandenesse et Saint-Honoré. Dans un terrier de 1609 il n'est plus parlé de l'église de Champvert, mais bien de la paroisse d'Isenay sur laquelle Mazilles est situé. Outre une redevance en argent et en cire, les curés des églises citées plus haut étaient tenus d'assister aux vêpres du prieuré la veille de la fête de Saint-Germain, et le lendemain à la grand'messe ; le prieur leur devait donner à souper la veille de la fête. En 1186, Achard, abbé de Saint-Germain, obtint de Landérik ou Landry, comte de Nevers, une réduction des droits de coutume et de sauvegarde que lui payait le prieuré. Le prieur de Mazilles était seigneur du lieu en toute justice, il devait à l'abbaye-mère une rente de 15 livres, et le jour de la Toussaint à tous les moines un diner composé de poisson, de pois, de fromage et de plusieurs sortes de vin.

Le 13 avril 1446, le prieuré fut entièrement

détruit par les flammes, Dom Antoine Dyo le
rétablit bientôt après. Ce sinistre est le seul dont
on ait gardé mémoire, cependant des fouilles
récentes ont positivement révélé les traces de
trois incendies dont le plus ancien est antérieur
à 1446 et le dernier doit être rapporté à l'année
1570 et aux ravages des protestants. Ceux-ci
forcèrent en même temps une maison où s'é-
taient réfugiés les habitants qui furent massacrés
sans pitié.

Chez nous, tout établissement qui remonte à quelques siècles est invariablement assis sur des fondations gallo-romaines, le prieuré de Mazilles et une grande partie du village se trouvent dans ces conditions. Naguère encore on y découvrit un four à chaux tout chargé et dans l'intérieur des ossements humains, ceux du chaufournier peut-être, avec une médaille d'argent de Valentinien Ier. On trouva vers le même temps de nombreuses cellules reposant sur des hypocaustes , plusieurs contenaient encore des ossements mêlés à des débris de coquilles et de bourdons ferrés, d'où l'on induisit que le tout avait appartenu à des pélerins ; un petit bronze de Valentinien et une monnaie de Charles VI gisaient sur le béton.

Le village de Mazilles eut ses jours de splendeur, le terrier de 1609 mentionne les hôtels de plusieurs gentilshommes, tels que : Noble Jean de la Perrière, écuyer ;

Noble Esme de Ballore, chevalier, et sa sœur utérine damoiselle Claude d'Asnay ;

Noble Antoine Denat, écuyer.... Ce mot hôtel indiquait la qualité du maître plutôt que la splendeur du logis. On y voit aussi des notaires, Germain Guyonin en 1609, et en 1646 Jehan

Millet dont la famille existe encore. Benoist Bardot était en 1602 procureur fiscal du temporel des religieux.

On possède la liste de 21 prieurs de Mazilles de 1230 à 1790, nous citerons seulement les suivants :

Odoën ou Odon fut privé de son bénéfice en 1238 comme fauteur d'hérésies.

L'an 1323 , le 7 novembre , frère Gauthier, humble abbé du monastère monsieur Saint-Germain d'Auxerre, de l'aveu du prieur de Mazilles, considérant : « que les manans dudit lieu et de « Saisy étaient fort chargés de tailles, *abonnées*, « corvées et autres debtes ; qu'ils n'avaient point « d'usaiges pour leurs nécessités et pour leurs « bestials, et pour cette cause, étaient en voye « plusieurs des dicts manans de soi retraire ès « bois ou en aller hors du païs..... accorde des « droits d'usage dans les bois du prieuré....

Claude de Charmes, en 1508, fut le premier prieur commendataire et réduisit le monastère à deux religieux , moyen certain d'augmenter ses propres revenus.

François de Thianges vivait en 1551, il laissa tomber le prieuré en un tel état de délabrement, que Nicolas de Marconville, délégué de Louis de

Lorraine abbé de Saint-Germain, saisit les revenus de Mazilles et ne les relaxa qu'à la prière de
Philippe Cormiot, prieur de Coulonges et de
Jacques de Reugny, seigneur du Tremblay, qui
se portèrent caution en donnant hypothèque
sur leurs biens. Dans son procès-verbal de visite, Marconville constate que deux châsses con-
servées dans l'église, contenaient des reliques de
Saint-Germain, de Saint-Laurent et de plusieurs
autres saints personnages.

Le dernier prieur fut Antoine-Augustin Verron,
prêtre, bachelier de l'université de Salamanque,
curé de Souvigny en Bourbonnais ; il vivait encore en 1790.

Une statue de pierre représentant St-Germain
existait d'ancienneté au-dessus du portail de
l'église, tout naturellement en 1793 elle fut relé-
guée dans une étable à porcs. Le troupeau se
montrait-il indocile, le pâtre en rendait le saint
responsable, le menaçant irrévérencieusement
d'une volée de bois vert. Or, il arriva qu'au
temps de la glandée les porcs s'étant échappés,
le gardien eut mille peine de les rejoindre ; au
retour, maussade, rompu de fatigue et trempé
jusqu'aux os, il s'en prit tout de bon à la statue

qu'il chargea de coups. Mal en advint : dans la nuit même les jambes du mécréant se tordirent et jusqu'à sa mort il demeura contrefait. La leçon a porté ses fruits ; on invoque toujours Saint-Germain, mais personne ne s'avise plus de le battre. Le prieuré est actuellement habité par M. le baron d'Espiard qui l'a restauré avec l'amour du propriétaire et le respect de l'archéologue ; il y conserve une précieuse collection de médailles et de pierres gravées antiques, fruit de trente années de fouilles intelligentes dans les ruines du vieil Autun. Nous devons à M. Henri d'Espiard qui marche dignement sur les traces paternelles, les notes qui nous servent à composer ce chapitre.

MONTCHANIN.

Maison voisine du prieuré et mal à propos qualifiée de fief ; ce ne fut jamais qu'un bien en toute roture comme on disait autrefois. Voici la liste de ses principaux propriétaires depuis 1564.

Pierre Rollot et Eliette Leblanc sa femme, vendent le 9 décembre 1564, à noble Jean de Ponard écuyer, seigneur de la verrerie de la Boue ;

Anne sa petite fille, mariée à Charles de Raffin écuyer, seigneur de Sermaize en Maconnois, eut en partage l'hôtel Ponard avec tous les biens situés en la justice du prieuré. Charles de Raffin vendit à Louis de Montchanin, dont le fils Eléonor, praticien à La Nocle et intendant du marquis de Jaucourt d'Espeuilles, revendit à Georges Saugy, fermier du prieuré de Mazilles.

Ce dernier rétrocéda à M. François Pellé, bourgeois philosophe, longtemps employé aux affaires intimes du roi Louis XV. M. Pellé, notre très-honoré grand-oncle, a laissé des mémoires curieux, mais d'un style par trop gaulois pour qu'il nous soit permis d'en donner le moindre extrait.

VILLAGE DÉTRUIT DE FRÉQUI.

Près du vieux chemin de Mazilles à Cercy-la-Tour s'étendent de vastes terrains appelés *Champs de Fréqui* : la tradition y place une ancienne ville. On y trouve les débris ordinaires, et à certaine époque il en fut retiré beaucoup de pierres de taille. En 1814, quand les alliés

occupèrent le pays, un détachement de cavalerie vint en cantonnement à Mazilles, requérant
un guide pour être conduit à la ville de Fréqui.
Grande fut la surprise de l'officier en apprenant
que cette ville n'existait point ; pour le convaincre entièrement il fallut le mener sur les lieux.
Fréqui était marqué sur des cartes apportées
d'Allemagne. Au-dessous des champs de Fréqui
existaient jadis les *Etangs rouges* ; la nature du
terrain ne justifiant nullement ce nom, ne pour-
rait-on, sans trop forcer la conjecture, y voir
un souvenir de quelque sanglante catastrophe ?

Durant les avents de Noël, les villageois n'ai-
ment point à passer de nuit sur ce chemin ; il
n'est pas absolument rare d'y rencontrer un
grand carrosse, attelé de chevaux noirs aux na-
seaux enflammés, qui, débouchant de Fréqui,
vient à grand fracas se précipiter et disparaître
dans les eaux profondes de la rivière d'Aron.

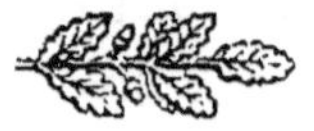

MOULINS-ENGILBERT.

Molendinae, Molinae-Angilbertorum, Molins-les-Angiberts, Angilberts, Engilbert, Moulins-Engilbert ; tous ces noms se retrouvent dans les titres anciens ou récents. Nous écrirons *Molins* quand nous aurons à parler d'une époque où cette orthographe était usitée.

Cette ville, chef-lieu de canton, peuplée de 3,000 âmes y compris la banlieue, est située à dix kilomètres de Saint-Honoré, elle entretient avec l'établissement thermal des relations de tous les instants. Les pages qui vont suivre sont en grande partie extraites d'un résumé communiqué par M. Pougault, ancien magistrat, dont les annales de famille remontent au XVe siècle, et qui consacre à l'histoire du pays ses honorables loisirs.

De quel côté qu'on arrive à Moulins-Engilbert, l'œil découvre de grandes ruines, débris d'un ancien château-fort. Ces tours mutilées, cette vaste enceinte, ces hautes murailles dont la solidité semble défier les siècles disent assez quel fut le passé de la forteresse.

Un large rempart divisait l'enceinte intérieure en deux parties ; celle du sud — la place d'armes — recevait les troupes et les sujets de la seigneurie ; au nord s'élevaient les bâtiments d'habitation et le donjon. Un puits qui descend au-dessous du niveau de la rivière voisine, fournissait amplement à tous les besoins. L'aspect des lieux, non moins que les objets recueillis dans l'enceinte et aux alentours, attestent ici comme en maint autre endroit une origine gallo-romaine ; pour édifier ce castrum il fallut escarper profondément la colline qu'il enserre, de vastes souterrains sillonnent le sous-sol ; on reconnait sans peine le point précis où le moyen-âge s'est implanté sur les constructions primitives.

Un embranchement (diverticulum) détaché de la voie de Beuvray à Decize venait à Moulins-Engilbert par Changy, Tard, Onlay et Brion où nous signalons un pont (Bria).

Deux rivières, le Gara et le Guignon se réunissent au pied du château. des moulins y furent construits et par la suite on dit : le château des Moulins.

Le surnom Angen-burg ou Engel-berg d'où Engilbert est venu, nous rappelle une prise de possession Germanique, et même la tribu à laquelle appartenait le chef ou la bande qui s'établit en ce lieu. Considérant la fondation de l'église de Commagny, et la donation qui en fut faite par Brunehaut à l'abbaye de Saint-Martin d'Autun, M. Pougault conjecture que le castrum et ses dépendances demeurèrent unis au domaine royal jusqu'en 600.

Plusieurs auteurs affirment que la seigneurie de Molins fut vendue en 1216 par *messire* de Burzay à Hervé de Donzy, comte de Nevers, qui l'érigea en châtellenie ; personne ne nous apprend de qui, et depuis combien de temps Burzay tenait ce fief. Quoiqu'il en soit de cette vente, une branche de la famille de Molins continua d'y demeurer et d'y posséder des revenus féodaux considérables ; elle en garda le nom comme les armes et s'y perpétua durant plusieurs siècles.

Le mariage de Louis de Flandre comte de Nevers avec Jeanne de Réthel fut, dit-on, célébré à Molins en 1290, et le douaire de Jeanne assigné sur cette châtellenie et sur celle de Montreuillon.

En 1385, Marguerite de Flandre, femme du duc Philippe-le-Hardy, autorisa les habitants de Molins à clore leur ville, ce qu'ils firent au moyen d'une muraille de six cents toises de circuit, haute de quarante pieds, surmontée d'un chemin couvert, et flanquée de onze tours défendues par un fossé large et profond ; elle se reliait à l'est et à l'ouest aux murs du château : trois portes dites de Saint-Antoine, de Notre-Dame et du Guichet y donnaient accès. Le 30 novembre 1424, Philippe-le-Bon épouse Bonne d'Artois , les noces se firent au château de Molins, suivant Guy-Coquille et M. de Barante. 1464 vit les Etats de la province se réunir à Molins, pour rédiger la coutume de Nivernois.

Nous parlerons plus d'une fois de la bataille de Sermages ; elle fut livrée le 20 juin 1475 à une lieue nord-est de Molins, sur la route de Château-Chinon, aux Champs de Guy appelés depuis *les Champs de la bataille*. Les Bourguignon mis en complète déroute y perdirent la fleur de leur chevalerie, leur général le comte de Roussy fut fait prisonnier. Cette éclatante revanche rendit à Louis XI Molins et plusieurs autres places enlevées l'année précédente par Charles-le-Téméraire. Le roi vint visiter ses conquêtes, il fut accueilli au château de Molins par Jean, comte de Nevers, avec tous les honneurs qu'on prodigue aux victorieux : le comte Jean descendait de Philippe-le-Hardy, aussi bien que Charles-de-Bourgogne.

On mentionne encore en 1523 la visite de Marie d'Albret, veuve de Charles-de-Clèves ; elle fut reçue avec de grandes réjouissances, la ville lui offrit six tasses d'argent, dont elle se montra moult satisfaite. En 1574, Louis-de-Gonzague et Henriette-de-Clèves comprirent la ville de Molins, pour une somme de cinquante livres, dans les soixante aumônes qu'ils destinèrent à doter des filles pauvres de leurs seigneuries.

Moulins-Engilbert ne prit point parti dans les guerres religieuses du XVIe siècle ; à la mort de Henri III elle s'empressa de reconnaître le Béarnais, ce qui lui valut de n'être point pillé par les calvinistes qui couraient le pays : en 1591, Henri IV y transféra le bailliage d'Autun, cette dernière ville se trouvant au pouvoir des ligueurs.

Nous rattachons la destruction du château aux mesures générales ordonnées par Richelieu : la prévôté fut également supprimée ; par suite beaucoup de notables habitants privés de leurs

fonctions s'en allèrent à Paris , à Nevers ,
à Saint-Pierre-le-Moûtier chercher de nouveaux
emplois : les officiers du château se retirèrent
dans leurs terres. De ce moment Moulins-Engilbert n'est plus qu'une simple châtellenie relevant du scel du duché.

Le XVII⁰ siècle fut comme on sait une époque
de réaction religieuse, Moulins-Engilbert y prit
une large part. En 1629, Gabriel Reullon, lieutenant de la châtellenie et Marguerite Robert sa
femme, considérant « qu'il n'a pas plû à Dieu de
leur accorder lignée » fondent au faubourg de
James un couvent pour les frères du tiers-ordre
de Saint-François, et le dotent de tous leurs biens
présents et à venir.

D'autres familles apportèrent leurs offrandes,
demandèrent des anniversaires ; bref, jusqu'à la
suppression, le couvent vécut dans une situation
florissante, à laquelle les pauvres participaient
largement.

En 1635, les Ursulines de Nevers ouvrirent au
faubourg Saint-Jacques une maison de leur
ordre, qui comptait un siècle plus tard soixante
religieuses de chœur, des novices, de nombreuses pensionnaires. L'établissement , en outre
d'un magnifique enclos, possédait des prés, des

vignes, des étangs, un moulin, plusieurs beaux domaines ; aussi un incendie qui commença dans les fournils ayant consumé en 1769 une aile entière du couvent, les dégâts furent promptement réparés.

Dans le cours du dix-huitième siècle la chronique locale mentionne plusieurs autres incendies. le plus terrible éclata le 10 mars 1706 ; soixante maisons devinrent la proie des flammes sans qu'il fût possible de rien sauver. Le 15 mai 1774, tandis qu'une grande partie de la population se trouvait à la foire de La Montagne, le feu prit au faubourg de Bourgogne et dévora tout un côté de cette longue rue qui depuis s'est appelée *la rue Chaude*.

Certains actes déplorables commis en 1793 et le nom de Moulins-la-République ont valu à cette ville une réputation de patriotisme furibond, contre laquelle on n'a cessé de protester. Ce surnom caractéristique aurait été imposé et non pas librement choisi ; le reproche adressé aux habitants d'avoir favorisé les déprédations de l'armée révolutionnaire et gardé pour eux-mêmes une part du butin ne serait pas mieux fondé. En effet, avertis de l'approche des délégués, un grand nombre de fidèles, le curé en tête, se ren-

dirent nuitamment à l'église et enlevèrent tout
ce qui put être transporté. Pour sa part le curé
prit les vases sacrés que lui seul avait le droit de
toucher ; il les plaça dans sa maison, sur un
meuble où ils demeurèrent tout le temps de la
tourmente. La garniture du maître-hôtel se
trouvait dans une maison voisine où souvent le
digne pasteur et un autre prêtre célébraient une
messe matinale, qui jamais ne chôma d'assis-
tants.

Au faubourg Coulon une brave ouvrière avait
transformé son humble demeure en véritable
chapelle : tout le temps que dura l'interdiction
du culte, fêtes et dimanches elle appelait le voisinage au son d'une clochette et récitait les
prières du jour. Ces faits parfaitement avérés
démontrent, on en conviendra, que les buveurs
de sang de Moulins-la-République était gens
d'assez facile composition. Ajoutons aussi qu'au
rétablissement du culte tous les objets confiés
par le curé à ses ouailles furent fidèlement rapportés. Si quelques loups se mêlèrent aux
brebis, Dieu les a jugés, paix soit à leur cendre.

Devenu en 1787 chef-lieu d'un district composé de cinq cantons, doté d'une justice de paix,
d'un tribunal et d'un personnel administratif,

un instant Moulins-Engilbert put croire au retour
de sa splendeur passée. Les constitutions vivent
peu ; celle de l'an III emporta le district. Nouvelle réorganisation en l'an VIII, notre ville est
désignée comme chef-lieu du quatrième arrondissement de la Nièvre ; mais après quelques
jours, cette simple rectification parut au bulletin
des lois : « Chef-lieu du quatrième arrondissement de la Nièvre, au lieu de Moulins-Engilbert
lisez Château-Chinon. » En 1810, le tribunal prit
le même chemin. On ne se rendit point sans
combattre, une ordonnance royale de janvier
1815 renvoya le tribunal à Moulins-Engilbert.
Triomphe trop éphémère ; les événements se pré-
cipitèrent, les hautes influences, dit-on, arrivè-
rent à la rescousse, finalement tribunal, sous-
préfecture et le reste demeurèrent à l'heureux
Château-Chinon.

De bonne heure Moulins-Engilbert posséda
plusieurs édifices religieux, la donation de
Brunehaut le dit textuellement ; le château
communiquait avec l'église paroissiale par un
souterrain encore existant. L'âge de cette dernière église est fort contesté ; les uns la font
remonter au XIVe siècle, les autres y veulent voir
une œuvre du XVIe. Les premiers argumentent de

la fondation de la collégiale faite en 1378 par Philippe de Molins, conseiller des rois Charles V et Charles VI, puis évêque d'Evreux et de Noyon ; les seconds montrent les choux frisés des sculptures, les larges baies, les voûtes dont les nervures s'épanouissent en gerbes, au sommet de colonnes sans chapiteaux. On serait d'accord en admettant un remaniement, dans le genre de celui que le cardinal Rolin fit à la cathédrale d'Autun au XVe siècle ; l'édifice n'en est pas moins une création du onzième.

La tour, de forme carrée, supporte une flèche élégante et hardie, la sonnerie est magnifique. Aux angles du premier étage des niches ont été ménagées pour recevoir des statues ; une seule s'y voit, celle de Saint-Jean-Baptiste, donnée selon la commune croyance par Jean de Grandrye, qualifié de *Clerc oratoire* de la reine Marie et curé de Moulins-Engilbert en 1554. Les armes de Grandrye sont sculptées sur le cul-de-lampe de la niche ; faut-il attribuer à cette famille les restaurations que nous supposions plus haut ? Il y avait à cette époque deux reines du nom de Marie, en Angleterre et en Ecosse, et encore Marie Stuart, fiancée du Dauphin François, qu'on élevait à la cour de France ; nous ne savons de laquelle Jean de Grandrye fut Clerc oratoire.

L'ancienne seigneurie de Molins ne comptait aucuns grands fiefs dans sa mouvance ; les plus importants, savoir : Villaine-Mourceau et Marry, ont l'un et l'autre appartenu à la famille de Marry-sous-la-Montagne dont nous parlerons plus loin. Marry passa vers 1600 aux Du Clerroy qui l'ont possédé jusqu'à la fin du siècle dernier ; Villaine fut porté par des alliances aux Bertholon puis aux Du Crest de Vandenesse-sur-Arroux.

Feu M. Jaubert avait collectionné un grand nombre d'objets celtiques et gallo-romains, des médailles, des bronzes trouvés aux environs de Moulins-Engilbert ; il possédait en outre des vitraux, des bois sculptés, des livres rares et grand nombre de titres fort intéressants ; le tout a été malheureusement dispersé.

Mais il reste la précieuse collection de M. Lorry, qui met ses richesses et sa science paléographique à la disposition des curieux avec une obligeance dont, personnellement, nous ne saurions assez le remercier.

Il existe au faubourg de Labrosse une carrière de calcaire à gryphées qui prend le poli du

marbre et pourrait être avantageusement exploité.

A deux kilomètres à l'est, non loin de la route
d'Autun, on va visiter un petit lac en forme
d'entonnoir appelé la *Lieutmer* : c'est, dit-on,
le cratère d'un ancien volcan. La légende ajoute
qu'il communique avec la Loire par un canal
souterrain.

Nous avons nommé Commagny, très-ancien
prieuré situé sur une colline au sud-ouest de la
ville ; l'église est du XIIe siècle, nous croyons
qu'elle s'élève à la place d'un oratoire païen.
Une source fort en renom coule quelques pas
plus loin, et abrite sous sa voûte la statue de
saint Genevrat. Dans les temps de grande sécheresse, le saint est descendu au plus profond de
la fontaine ; la pluie ne se fait guère attendre.

Nous citerons en terminant quelques anciennes familles de Moulins-Engilbert.

Dans un acte de 1282 sont nommés : Morel
des Granges, Pierre de Molins et Morel d'Onlay.
La famille des Granges a longtemps occupé les
premiers emplois de la prévôté ; Philippe de
Molins, fondateur de la collégiale, descendait de
Pierre que nous venons d'inscrire.

Un autre acte du 6 août 1367 intitulé du nom de Pierre Lamiche, garde scel de Madame la comtesse de Flandre et Bourgogne, reçu Quotignon notaire, relate une sentence capitale rendue par Pierre de Molins, juge de la justice de Bunais (Beunas) en présence de saiges existants en cours, deux Lamiche, Hérard de Ville-Morier, Hugues Lamoignon, Guillaume de Labrosse et autres. Guy de Labrosse, premier médecin de Louis XIII et fondateur du jardin des plantes, en souvenir du berceau de sa famille, donna à l'église de Moulins-Engilbert le tableau de l'Assomption qui se voit dans la chapelle des Sallonnier.

Pierre de Frasnay, poète et historien, Michel Cotignon qui publia en 1606 un catalogue des évêques de Nevers ; Pierre Cotignon de la Charnaye, auteur d'un poème sur la passion, naquirent à Moulins-Engilbert ainsi que les suivants :

Jean Sallonnier du Perron, inventeur du flottage à buches perdues sur la rivière d'Yonne ;

Michel Alloury, docteur en Sorbonne, opposant à la bulle *Unigenitus* et pour ce fait exilé à Saint-Malo où il mourut en 1684.

Germain Louis de Chauvelin, garde des sceaux

en 1727, appartenait à notre ville par ses ancêtres.

S'il nous était permis de prononcer ici le *pace
tuâ dixerim*, nous dirions quelques particulari-
tés honorables et inédites touchant Guillaume
Thollé, évêque constitutionnel de Nevers.

Mais nous citerons deux noms volontairement
omis dans nos notes : Joseph Pougault, prêtre,
chanoine de la collégiale, déporté pour refus de
serment à Brest, où il mourut martyr de sa foi.

Jean Pougault, professeur de théologie à Rome,
compagnon de l'exil et des misères de Pie VII,
qui rentré dans la ville éternelle avec le souverain pontife, refusa, par humilité, la pourpre
qu'on lui offrait en récompense de sa fidélité à
toute épreuve.

Il était né à Moulins-Engilbert, ce jeune sous-
lieutenant des gardes du corps de Louis XVI,
Robert de Chevannes, qui dans la nuit du 5 au
6 octobre, de garde aux appartements royaux,
après avoir assuré la retraite de la reine, se
retourna vers la multitude furieuse, en récla-
mant *l'honneur de mourir le premier pour son roi !*

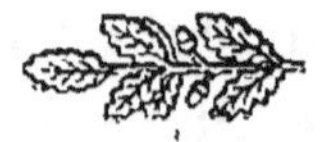

CHATEAU-CHINON.

Nous devons la notice qu'on va lire à l'obligeance de M. le docteur Bogros de Château-
Chinon ; nous la publions sans y rien changer,
pour laisser à notre honorable collaborateur le
mérite et la responsabilité de son œuvre.

Château-Chinon, (Vicus Icaunæ ? — Castrum
Caninum 1076 — Castellania de Castro Canino
1193 — feodum Castri Canini 1260 — Château-
le-Chignon 1372 — Châtel-Chinon 1394 — Castellania Castri Cainonis 1449 — Chinon - la-
Montagne 1793.)

Jamais peut-être les étymologistes ne se sont
exercés sur un nom avec plus d'acharnement
que sur celui de la ville dont nous allons nous
occuper.

Mythologie, histoire, linguistique, tout a fourni
son tribut pour l'interprétation de ce malencontreux *Caninum* ; tout a été exhumé, depuis
la meute de César jusqu'à Anubis, Teutatès et
autres divinités dans le culte desquelles le *chien*

a joué un rôle, tout, jusqu'à China femme de Samothès , fils de Japhet (1), et la question serait encore pendante si dom Bullet n'était survenu ; son étymologie, douteusement celtique mais vraiment rationnelle, de *Can nein, Blanche Cime*, sembla réunir tous les suffrages, hormis toutefois celui de M. l'abbé Baudiau, qui a cru devoir ajouter à la liste déjà si longue des parrains de Château-Chinon un des lieutenants de César, C. *Caninius* Rébilus, lequel ne s'attendait sans doute guère à cet honneur posthume.

Aurons-nous le courage de confesser maintenant que nous aussi, nous avons torturé ce pauvre *Caninum*, et que nous en avons extrait une racine qui ne nous semble naturellement ni moins logique, ni surtout moins celtique que celle de Bullet ?

La voici, à nos risques et périls ; *cenn, chenn, chin* en gaélique signifient *tête, hen* en kymrique veut dire *vieux* ; *chenn-hen ou ken-hen*, vieille tête, tête *chenue* (2) (en latin *canus* — car c'est évidemment de ces deux radicaux celtiques que

(1) Etienne Ladone, Adrien de Vallois, Néc de la Rochelle, Gillet, etc.

(2) Le mot *chêne* nous semblerait en venir également plutôt que de *quercus*, selon Ménage.

vient ce mot) — telle serait selon nous, l'étymologie probable de Chinon. Cette cime dépouillée,
souvent blanchie par la neige, au milieu des
sommets noirs et chevelus (*Mor-ven ou vend*) (1)
qui l'entourent, nous semble une image saisis-
sante encore aujourd'hui, et tout-à-fait dans le
génie des langues celtiques (2).

(1, *Mor-ven*, noires montagnes, telle est l'étymologie proposée par Bullet et qui serait également celle
du *Morven* écossais. M. Charleuf, dans sa savante
étude archéologique sur St-Honoré, admet *Mawr-ven*,
hautes cimes. Ces deux origines sont aussi plausibles
l'une que l'autre ; ce n'est plus qu'une question de
linguistique où nous nous déclarons incompétent.

(2) *Mal vit qui ne s'amende*, dit Regnier : dans notre
histoire, actuellement sous presse, de la ville de Château-
Chinon, nous avons eu le tort d'adopter trop légèrement
l'opinion de Bullet, ignorant alors qu'il avait plutôt
inventé que restitué le celtique. Quelques recherches
sur les idiomes gaulois auxquelles nous nous sommes
livré depuis cette époque, nous font préférer, vanité
paternelle à part, l'étymologie que nous proposons,
comme étant authentiquement celtique, ou du moins
néo-celtique, et portant aussi le double caractère qu'affectaient les mots gaulois composés : le monosylla-
bisme et l'inversion. Elle ne diffère d'ailleurs de
celle de Bullet que quant à la forme ; le fond, c'est-à-
dire l'image, reste à peu près le même.

La montagne de Château-Chinon, sentinelle avancée de la chaîne Morvandelle, commandant une vallée immense, a dû toujours être pour nos aïeux qui la baptisèrent un point stratégique important ; aussi fut-elle surmontée par eux d'un de ces *oppides* qui, dans le centre des Gaules, couronnaient presque tous les sommets. Les fouilles que nous y avons récemment pratiquées et qui ont fourni une médaille gauloise, des poteries noires, des ossements d'animaux rassemblés en nombre considérable dans une sorte de fosse, ne laissent guère de doute à ce sujet. Il est également probable que les Romains, après la conquête, de même qu'ils transformèrent le *Ken-h'n* celtique en *caninus* (1), firent de l'*oppidum* un *castrum*, un poste d'observation, peut-être un centre de ces télégraphes ignés qui rayonnaient autour du mont Chinon, et dont la tradition semble s'être conservée jusqu'à nous (2). Nous disons un *poste d'observation*, et non une forte-

(1) Nous verrions volontiers dans ce changement une intention ironique à l'adresse des vaincus

(2) Montigny — Montignon — Champigny — Marigny — Chaligny, etc. On croit encore que les *dames* de Château-Chinon se saluaient chaque soir aux flambeaux avec celles de Montenoison.

resse, un château romain, selon l'opinion générale ; les mêmes fouilles dont nous venons de
parler n'ayant mis au jour, sur son ancien emplacement, aucune substruction d'origine romaine. Reste à savoir maintenant à quelle époque la ville de Château-Chinon a pris sa dénomination actuelle. A-t-elle commencé par être
le *Vicus Icaunœ* du monétaire mérovingien qui
lui est attribué (1), alors que l'ancien *castrum*
romain ou burgonde portait seul encore le nom
de *Caninum* ? A-t-elle tiré son origine et la première moitié de son nom du château du moyen-
âge qui vint détrôner à son tour la construction
primitive ? L'examen de ces questions, d'ailleurs
presque insolubles, dépasserait les limites d'un
résumé, et nous devons nous borner ici à indiquer, nous aidant des rares documents que nous
possédons (2), l'évolution que Château-Chinon
a suivie pour arriver à son modeste apogée.

Nous laisserons de côté le *Vicus Icaunœ* , son

(1) M. Cartier, *Revue Numismatique.*

(2) Château-Chinon n'a pas d'anciennes archives. Les
nombreux sacs dont la ville a été victime ne lui en
ont point laissé.

ancêtre possible mais trop problématique (1)
pour ne nous occuper que de la ville actuelle.
Or, nous voyons en 1076 le pape Grégoire VII
confirmer à l'abbaye de Cluny le prieuré de
St-Christophe, *juxta castrum caninum* (2). Ce
prieuré étant situé à peu près dans le centre de
Château-Chinon le mot *juxta* ferait supposer
que la ville actuelle n'existait pas encore lors de
la fondation du prieuré, et qu'il n'est question
dans la bulle papale que du château féodal. En
1160, Bernard de St-Saulge, évêque de Nevers,
donne aux chanoines de son église le droit de
mettre un chapelain dans l'église Saint-Romain
de Château-Chinon (3) ; la paroisse existe donc
alors et par conséquent un centre de population.
En 1193, la terre est désignée sous le nom de
Castellania de Castro-Canino, or, à cette époque,
le titre de châtellenie appliqué à une seigneurie
supposait au chef-lieu prieuré, château-fort,

(1) Ce *Vicus* a pu disparaître comme tant d'autres
sous ces avalanches de Sarrazins et de Normands qui
ont ravagé la Bourgogne.

(2) *Gallia Christiana*. T. III, p. 801. D'après une
notice manuscrite, la fondation de ce prieuré daterait
du IX° siècle.

(3) Guy-Coquille. Hist. du Nivernais, page 371.

hôpital, foires et marchés ; Château-Chinon avait
donc déjà une certaine importance. En 1394,
nous lui trouvons la qualification de *ville* (1)
dans l'acte de cession de la seigneurie faite au
profit de Louis II, duc de Bourbonnais, par
Charles VI, qui y établit en même temps un
bailliage seigneurial ressortissant au bailliage
royal de St-Pierre-le-Moûtier. En 1412, la ville
soutient un siége contre les Bourguignons, ce
qui la suppose fortifiée. En 1462, Louis XI y
établit une élection s'étendant sur 42 paroisses,
et un grenier à sel ; enfin, au commencement du
XVIIe siècle, une subdélégation y fut créée, dépendant, comme l'élection, de la généralité de
Moulins-en-Bourbonnais. A partir de cette époque, Château-Chinon peut prendre avec raison le
nom de *capitale* du Morvan ; simple restitution
peut-être de son ancien titre ; alors que le Morvan était un *pagus* Romain !

La seigneurie de Château-Chinon qui, à dater du
XVIe siècle, porta le titre de comté, a appartenu
aux familles les plus illustres de France ; cette
terre comprenait près de 200 fiefs, dont plus de

(1) Plus tard, au XVIe siècle, privée de ses fortifications, elle redescendit au rang de *bourg et village*.

80 nobles, et comptait 4 bailliages, ceux de Lormes, d'Ouroux, de Brassy et de Dun-les-Places, venant tous par appel au bailliage de Château-Chinon. Elle ne releva de la couronne que vers la fin du XIVe siècle. Ancienne possession de l'église d'Autun qui la tenait sans doute de nos premiers rois, elle fut primitivement donnée en fief par les évêques de cette église, tantôt aux comtes de Nevers, tantôt aux sires de Châtillon-en-Bazois, qui la sous-inféodaient eux-mêmes à d'autres seigneurs dont le principal fut Hugues de Château-Chinon, fondateur en 1235 de l'abbaye du Val-St-Georges. De cette maison, la seigneurie passa par mariage à celle des Mello, gentilshommes picards, qui étaient seigneurs de Saint-Bris-en-Auxerrois depuis le commencement du XIIe siècle. L'un d'eux fut connétable de France après la mort de Raoul Ier, comte de Clermont. Dreux de Mello, 4e du nom, n'eut qu'une fille, Jeanne, qui épousa en 1319, Raoul Ier de Brienne, comte d'Eu, connétable de France, et lui apporta en dot la terre de Château-Chinon. Raoul II de Brienne, son fils, fut cet infortuné connétable que Jean-le-Bon fit mettre à mort au moment où il revenait d'Angleterre, sur parole, pour obtenir de ses vassaux 80.000 écus d'or,

prix de sa rançon. La terre de Château-Chinon fut donnée à Jeanne de Brienne, sœur de Raoul, qui avait épousé son cousin, Gauthier de Brienne, duc d'Athènes. C'est ce même Gauthier de Brienne qui était à la tête de la noblesse aux fameux Etats-Généraux de 1355, où Etienne Marcel commença son rôle de réformateur, et qui se fit tuer à la bataille de Poitiers (1356), à la droite de son roi. La duchesse d'Athènes, sa veuve, jouit de la terre de Château-Chinon jusqu'en 1389, époque où elle fut confisquée par Charles VI, sous le prétexte quelle n'avait été abandonnée qu'à condition de réversion à la couronne *faute d'hoirs mâles*. Charles VI, possesseur de Château-Chinon par suite de cette confiscation, cède la seigneurie à Louis II de Bourbon, en échange des terres de Gaille-fontaine, Rosoy et Saint-Saen, appartenant à Mahaut de St-Pol, comtesse de Valois, dont Louis de Bourbon, son neveu, devait hériter. Ces terres avaient été prises par Jean-le-Bon pour parfaire le douaire de la reine Blanche (Blanche de Navarre, seconde femme de Philippe de Valois). Cette cession est faite *à condition de foi et hommage*. A Louis II de Bourbon succède Jean Ier de Bourbon, son fils. En 1412, la ville est prise par les Armagnacs et reprise par les Bourguignons qui ruinent ses murs et son château. A la mort de Jean de Bourbon, son fils, Charles Ier, entre en possession de la seigneurie (1434), il a un procès avec les habitants de Château-Chinon relativement à la taille queceux-ci refusent de payer, prétendant être *de libre condition*. Isabeau de Bourbon, sa fille, épouse Charles, comte de Charollais, plus tard Charles-le-Téméraire, duc de Bourgogne, et lui apporte en dot Château-Chinon (1454). Le comte de Charollais termine la contestation entre son beau-père et les habitants en brûlant leur ville (1461). En juin 1475, bataille de Guy, près de Château-Chinon (1) entre les troupes de Charles-le-Téméraire et de Louis XI. Avant cette bataille, Château-Chinon est pris et repris alternativement par les Français et les Bourguignons.

A la mort de Charles, Louis XI s'empare de la Bourgogne, au mépris des droits de Marie, héritière du duc, et donne la seigneurie à Jean II

(1) On est peu d'accord sur le théâtre de cette bataille. Nous pensons qu'elle put se donner à un kilomètre au nord de Château-Chinon dans les champs *de Guy*. Moulins-en-Gilbert réclame ardemment pour Sermages ; Moulins et Château-Chinon ont aujourd'hui leur *Alise*.

de Bourbon, qui en jouit jusqu'au traité d'Arras (1482). Après ce traité, elle rentre en la possession de Maximilien d'Autriche, époux de Marie de Bourgogne. Elle appartient successivement à Philippe-le-Beau, son fils, à Charles-Quint, son petit-fils, puis à Marguerite d'Autriche, fille de Maximilien et tante de Charles-Quint, qui en était propriétaire lors de la rédaction de la coutume de St-Pierre-le-Moûtier en 1515. Mézeray et Varillas prétendent que cette seigneurie fut cédée à Charles-Quint par le traité de Madrid (1526), c'est une erreur ; elle était en 1518 en la possession de Jeanne de Hochberg, duchesse de Longueville qui l'avait reçue de Marguerite d'Autriche en compensation d'autres terres dont cette dernière s'était emparée. Château-Chinon appartient ensuite au marquis de Rothelin, duc de Longueville ; à sa fille, Françoise de Longueville qui épousa Louis Ier de Bourbon-Condé. En 1543, les habitants du *bourg et village* de Château-Chinon obtiennent de François Ier l'autorisation d'y établir un octroi pour la réparation et l'achèvement de leurs fortifications, et Louis de Condé, leur seigneur, leur abandonne les débris de son château qui servent à construire la porte *Notre-Dame* actuelle (1561).

Ce prince est tué à Jarnac (1569), et sa veuve jouit de la seigneurie jusqu'en 1601. En 1588, peste si meurtrière qu'il ne serait resté à Château-Chinon, d'après la tradition, que d*ux habitants vivants.

Trois ans après, en 1591, pendant la Ligue, la ville, occupée par un parti de ligueurs, est assiégée par Jean d'Aumont, maréchal de France, et Louis de Gonzague, duc de Nevers : elle capitule — 18 avril 1591 — et est livrée au pillage. Après la mort de la princesse de Condé, son fils, Charles de Bourbon-Condé, plus connu sous le nom de comte de Soissons, lui succède. Il concède en 1607 aux habitants de Château-Chinon la totalité de leurs bois-usages, (800 arpents environ), il meurt en 1612 et sa veuve, Anne de Montafié, continue à jouir de la seigneurie jusqu'en 1644. Leur fille, Marie de Bourbon-Soissons avait épousé Thomas-François de Savoie-Carignan (le prince Thomas), elle lui apporte en dot le comté de Soissons et celui de Château-Chinon dont il entre en jouissance à la mort de sa belle-mère. La maison de Carignan, qui règne actuellement en Italie dans la personne de Victor-Emmanuel, possède la terre de Château-Chinon jusqu'en 1719 où elle est vendue à Louis de

Mascrani, président au grand Conseil, moyennant 325,000 livres , chiffre bien au-dessous de sa valeur, ses revenus féodaux seuls s'élevant à 60,000 livres. Ce seigneur entàme avec les habitants un procès fameux au sujet des droits de *lods* (20 deniers pour livre en cas de mutation) qui se percevaient sur tous les héritages, *même francs*, situés dans sa justice, et prétend les forcer, *en 1726, à se reconnaître serfs*. Son fils, François Mascrani lui succède ; enfin, la seigneurie a pour dernier propriétaire, le gendre du précédent, Laurent Planelli de la Valette , marquis de Maubec, sur qui elle est confisquée le 19 nivôse an III.

Les droits féodaux du comté de Château-Chinon n'offraient rien de bien particulier, sauf toutefois le droit bizarre, mais commun dans le Morvan, qu'avait le seigneur, encore en 1789, de prendre toutes *les langues des bœufs, vaches et veaux* qui se vendaient dans la ville, et le droit lucratif, dit *droit de lods*, qui consistait, comme on vient de le voir, à prélever 20 deniers pour livre sur tous les héritages , *même francs* vendus dans l'étendue de la seigneurie ; et cela indépendamment des droits de *quint denier*, de *tiers denier*, *de retenue* sur tous les héritages tenus en fief, en bordelage ou à cens, également vendus. Ces droits, nous l'avons déjà dit, produisaient au seigneur un revenu de 60,000 livres. La terre renfermait en outre près de quatre mille arpents de bois exploitables.

Les principaux fiefs, vassaux du comté de Château-Chinon, étaient La Tournelle, Argoulais, Fretoy, Maison-Comte, Quincize, St-Léger, Saint-Péreuse, Montbaron, Brinay, Aunay... etc., etc. et plusieurs fiefs considérables en Bourgogne et en Nivernais.

Le château féodal, qui n'offre plus que des ruines informes, se composait, lors de sa destruction, d'un corps de logis rectangulaire, flanqué de cinq tours, quatre d'angle et la cinquième, à laquelle une petite chapelle était adossée, formant donjon. Une ligne de courtines, reliées par des tours rondes et engagées, le défendait au nord et à l'ouest. Ce château construit sans doute dès le début de la féodalité, fut successivement modifié. Réparé par Charles-le-Téméraire en 1467, il fut détruit en 1478, croyons-nous, lorsque Louis XI s'étant emparé de la Bourgogne, en fit démolir et raser toutes les forteresses *qui ne pouvaient être gardées ou défendues.*

L'histoire d'une ville, aux siècles passés, n'est guère autre chose que son martyrologe, et, comme on a pu le voir, rien n'a manqué à celui de Château-Chinon ; si nous récapitulons ses désastres pendant une période de cinq à six siècles. où l'histoire de cette ville peut être considérée comme authentique, nous la voyons prise et reprise par les Armagnacs et les Bourguignons : brûlée par Charles-le-Téméraire ; prise et reprise par les Bourguignons et les Français pendant la lutte du duc de Bourgogne avec Louis XI ; mise à sac par les Huguenots, décimée par la peste, ruinée par des procès interminables, et cela sans compter les menues catastrophes qui nous échappent.

Eut-elle au moins en compensation cette liberté municipale qui fut la grande œuvre des XIe et XIIe siècles ? Nous en doutons ! Dans notre histoire de Château-Chinon, nous avons donné à cette question importante tous les développements quelle nécessite, mais nous ne pouvons ici qu'indiquer ces deux faits principaux : l'absence de charte d'affranchissement (1) et la

(1) L'absence de charte d'affranchissement s'expliquerait selon nous, par une particularité de la coutume de Château-Chinon, *où les serfs avaient le droit d'a-*

tardiveté de l'échevinage qui n'apparaît qu'au commencement du XVIIe siècle ; échevinage dégénéré, comme bien on pense, sans juridictions (1), sans individualité, primé par les officiers du seigneur, et où l'on ne trouve pas même l'ombre des mâles traditions de la liberté communale passée ! Cependant, disons-le à sa louange, cette ville eut aussi sa velléité d'indépendance : mais elle lutta pour la conquérir contre un trop rude adversaire, Charles-le-Téméraire, et cette lutte n'eut malheureusement pour résultat que de resserrer encore sa chaîne (2).

Château-Chinon était donc avant 1789, la *capitale* du Morvan, le chef-lieu d'un comté, le siége d'une élection, d'une subdélégation, d'un grenier à sel, d'une maréchaussée, d'un bailliage seigneurial. Outre son prieuré de Béné-

liéner *leur ténement à personne franche*. La mainmorte y était par conséquent abolie en fait.

(1) Les armoiries, symbole d'anciennes franchises et preuve d'une juridiction municipale, manquent à Château-Chinon.

(2) Dans une transaction qui eut lieu en novembre 1461 entre Charles-le-Téméraire et les habitants de Château-Chinon, ils se reconnaissent, *serfs, taillables, corveables et mainmortables*.

dictins, il possédait un couvent de Capucins,
fondé en 1638, un hôpital créé par ses premiers
seigneurs, et comptait 1,400 âmes. Etienne
Ladone l'avait appelé « *Tota celeberrimus urbe
vicus* » et le *vicus* se disait lui-même avec un
naïf orgueil « *la petite ville de grand renom.* » La
Révolution éclata !... et elle en fit tout simplement le chef-lieu de l'un des neuf districts du
département de la Nièvre, mais en retour elle
lui donna la liberté.

La tempête révolutionnaire lui fut clémente ;
elle lui valut seulement la visite des proconsuls
conventionnels Collot-d'Herbois, Laplanche et
Lefiot, qui signalèrent leur passage par la destruction de titres féodaux importants pour son
histoire, et l'arrestation de quelques suspects.
La chute de l'empire la livra aux alliés, qui lui
firent regretter les Bourguignons et les Huguenots, en la traitant, durant trois ou quatre mois,
en pays conquis ; enfin, 1849 et 1854 lui amenèrent le choléra et son cortége de deuils.

Chef-lieu du 4e arrondissement du département de la Nièvre, aujourd'hui l'humble cité
Morvandelle, peuplée à peine de trois mille
habitants, n'a rien à envier cependant à ses

compagnes plus heureuses (1). Pauvre, elle s'efforce de les suivre dans la voie du progrès ; mal bàtie, d'un aspect triste, d'une altitude presque ridicule, elle cherche à faire oublier par sa cordialité ses trop nombreuses imperfections physiques ; et pourtant, malgré ses efforts, les routes magnifiques qui la sillonnent n'y amènent que de rares visiteurs ! Aujourd'hui d'ailleurs que le railway est devenu le locomoteur obligé des curiosités nomades , le grand dispensateur de la prospérité des villes, si le passé de la nôtre fut sombre, son avenir est moins riant encore ; aussi, mélancoliquement assise sur son sommet inaccessible, semble-t-elle regarder par delà l'horizon si elle ne voit pas venir ces nefs aériennes, promises par un hardi novateur à ces destins futurs, ces arches voyageuses dont elle peut espérer devenir l'*Ararat* hospitalier.

Que cet espoir se réalise jamais ! Que les tou-

(1) Château-Chinon possède presque toutes les institutions, même de luxe, de la civilisation actuelle ; bibliothèque, musée, sociétés de pisciculture, d'agriculture, société chorale et instrumentale, bureau télégraphique , caisse d'épargne , fontaines publiques, société de secours mutuels, hôpital, bureau de bienfaisance, ouvroir, etc.

ristes *atmosphériques*, les seuls qu'elle puisse
rêver, y abordant un jour, osent affronter les
pentes caillouteuses de ses rues escarpées, ils
verront alors que la vieille capitale du Morvan
tient plus qu'elle ne promet, et que, tout en s'ef-
forçant de cacher à leurs yeux son église déplo-
rable, elle peut montrer du moins hardiment sa
halle élégante, son palais de justice classique,
ses vastes prisons, les trois tours encore debout
de son ancienne enceinte, sa porte de ville avec
pont-levis et machicoulis, une gracieuse maison
du XVIIe siècle, etc. Elle pourra même signaler
aux archéologues quelques vestiges des vieux
âges : une *villa* des druides, un souvenir de
leur culte détrôné, et un de leurs autels déserts (1).

Mais ce qu'elle fera admirer à tous avec une
légitime fierté, c'est l'horizon splendide et sans
bornes, c'est l'immense panorama, si complet,
si varié et peut-être sans rival, qu'elle découvre
du haut de ses 600 mètres ! c'est là, tout à ses
pieds, ce paysage pyrénéen, aux pentes abruptes,

(1) *Atruye* à deux kilom. de Château-Chinon, où
l'on a trouvé des vestiges de constructions romaines.
— La *Chapelle du chêne*. — La *Maison du loup*, au pied
du vieux château, dolmen douteux

au torrent écumeux (1)! c'est, en un mot, la
beauté, tour-à-tour sauvage et coquette, mais
jamais banale de ce Morvan qui l'entoure ! de
ce Morvan méconnu encore aujourd'hui, mais
qui, nous osons le prédire, arrachera un jour
aux touristes mieux inspirés, un cri d'admiration,
et aux artistes, un soupir de regret !

Château-Chinon est la patrie de Jean Sallonnyer, qui, d'après la tradition, inventa, vers le
milieu du XVIe siècle, le *flottage à bûches perdues*
et à qui le Morvan devrait alors son unique
commerce et sa prospérité actuelle (2) ; de
l'abbé Cassier, auteur de poésies agréables ; de
Jean Bazot, grammairien d'une notoriété contes-
table ; enfin, du baron Goguelat, secrétaire de
Marie-Antoinette, dont le dévouement est acquis
à l'histoire.

(1) L'Yonne, *la rivière des vallées* de Bullet, ou plutôt
selon nous, l'*is-conu*, le confluent de rivières L'Yonne
étant formée par la réunion de cinq ou six ruisseaux.

(2) Nous tranchons là une question indécise entre
Moulins-Engilbert et Château-Chinon ; mais Sallonnyer
nous est donné par la tradition, et que le que soit sa
part dans l'invention du flottage, nous ne pouvons
l'abandonner à Moulins que sur une preuve *matérielle*.

CHAPITRE VI.

MARRY SOUS LA VIEILLE MONTAGNE,
LA BUSSIÈRE, SEMELAY, MONTÉCHO, LE PLESSIS,
SAINT-MICHEL-EN-LONGUE-SELVE, APPONAY.

Nous nous supposons revenu au sommet de la vieille Montagne et nous décrivons à vol d'oiseau ce qui nous semble digne d'être visité dans la vallée, en cheminant de l'est à l'ouest.

MARRY SOUS LA MONTAGNE.

Un tertre ombragé par quelques vieux chênes, deux enceintes profondes, une esplanade assez vaste pour retraire avec leurs troupeaux les gens de la seigneurie, c'est là tout ce qui reste de l'ancien Curtis de Saint-Jean, autrement dit la Maison-fort de Marry sous la montagne. En fouillant au pied des retranchements on trouve des pierres d'appareil, des tuiles à rebords, des poteries ; les terrains environnants appelés *Champs des ruines*, étaient peuplés naguère de grands buis dont la disposition rappelait d'anciens jardins.

Ruines et arbustes, la charrue a tout nivelé, elle n'a pas respecté davantage l'antique chapelle dédiée à Jean-le-Baptiseur.

Là se réunissaient jadis les filles et les garçons qui voulaient louer leurs services ; c'était, le 25 juin de chaque année, l'occasion d'un apport considérable où l'on dansait tout le jour, sans souci du servage et des rudes labeurs du lendemain.

Actuellement la *louée* se fait à Chiddes, les filles qui s'offrent comme servantes tiennent une fleur à la main, les gars arborent un feuillage au chapeau.

Au XIIe siècle le Curtis de Marry appartenait à la branche cadette de la maison de La Bussière dont nous allons nous occuper.

LA BUSSIÈRE.

Ce castel reconstruit au XVᵉ siècle est défendu des vents d'ouest et du nord par la Brosse au bouquet et par la Vieille Montagne ; situé à 375 mètres d'altitude, il occupe la plus gracieuse position qui se puisse rêver.

Au premier plan à l'est, des bosquets de futaies servent de repoussoirs au paysage que dominent de leurs masses sombres Thouleurs et le Beuvray ; du sud à l'ouest l'œil se fatigue avant d'atteindre aux limites de l'horizon.

On ne saurait visiter ce site charmant sans l'aimer, en le quittant on souhaite de le revoir encore.

Des nivellements exécutés en 1855 ont mis à jour les fondations d'un édifice gallo-romain, défendu par une tour carrée construite en ciment indestructible ; dans l'intervalle deux longues rangées d'étroites cellules étaient destinées aux esclaves ; on voyait encore la place des madriers qui avaient valu à ces réduits le

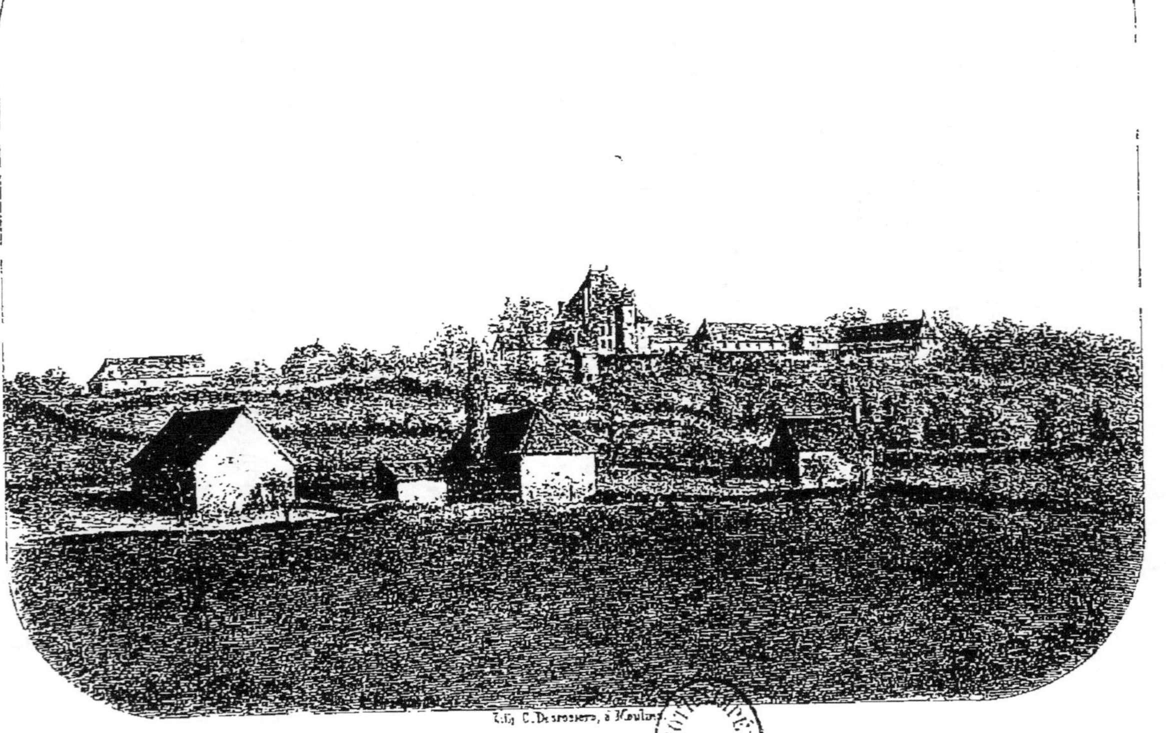

LA BUSSIÈRE.

nom d'ergastules (ouvrages en bois), deux meules à bras y furent retrouvées.

Les champs voisins sont jonchés de ruines,
indices d'un établissement considérable ; les
médailles qu'on y rencontre lui assignent une
date certaine.

La Bussière, Buissière, Buxière, Boxeria dans
les plus anciens titres, doit son nom aux buis
arborescents dont il existe encore une longue
avenue.

A l'origine de la féodalité le fief qui avait succédé au Burg romain appartint aux comtes de
Nevers ; plus tard il reléva du duché, directement, sans aucune redevance, à la seule condition de foi et hommage avec dénombrement.
Les annexes mouvaient de Laroche-Milay, de
Ternant et de Lanoele.

Les premiers seigneurs de la Bussière por-
taient : bandé d'or et d'azur, de six pièces, qui
est Bourgogne ancien : leur écusson se voit
encore au-dessus de la porte d'entrée.

Pierre et Guy de La Bussière, et Guy de Marry
leur parent, assistent en 1146 à l'assemblée de

Vezelay, ils prennent la croix l'année suivante ;
leurs descendants se perpétuèrent jusqu'au
XVIe siècle.

En 1445, noble Pierre, chevalier, donne dénombrement des seigneuries de la Buxière,
Chiddes, Marry, Buzon, etc.

Seize ans après, Guillaume de la Buxière, seigneur du lieu, de Chevannes-les-Ribaudes, la
Commelle, Maison-fort de Mary sous la montagne et autres chevances appartenant ès dits
lieux :

« Affranchit Réné Boret de Follet pour cer-
« tains et agréables services que le dict Boret
« et les siens lui ont faicts. »

Cet acte est aux archives, il fut passé « le
« vendredi, 22 aoust 1461, jour de sainct Sépho-
« rien, à Molins les Angibert, devant Tartarin
« garde scel, par Guiot notaire ; présents véné-
« rable home messire Andrien Godard prestre,
« Hugues de Marry le jeune, Pierre Plantard de
« la Buxière et aultres à ce requis. »

Chrysostôme Plantard, descendant direct de
Pierre, est actuellement fermier de cette terre
dont plusieurs héritages portent son nom de
toute ancienneté.

Charles-le-Hardy, plus communément appelé

le Téméraire, duc de Bourgogne, rompt en 1474 la trève conclue avec Louis XI et se jette sur le Morvan où l'appelaient la plupart des seigneurs ; Guillaume de la Bussière et Jean de Marry se rangent des premiers sous ses bannières.

Mais l'année suivante, après la déroute de Sermages où Guillaume perdit la vie. l'armée royale usant de représailles, les châteaux de Marry et de la Bussière furent forcés et détruits.

Il est probable que Jean de Marry ne tarda point à faire son accommodement avec le roi, et rebâtit bientôt la Bussière dont il avait hérité à la mort de son parent ; nous le voyons en 1484 dater de ce château un acte d'entrage ; la maison-fort de Marry ne se releva point de ses ruines ; mais la même famille édifia près de Moulins-Engilbert un autre château qui prit aussi le nom de Marry, soit en souvenir du Marry sous la montagne, soit à cause de sa situation dans un lieu marécageux. (Archives de M. Lorry).

Jean de Ganay, chancelier de France, seigneur de la Bussière en partie, fait foi et hommage à Laroche-Milay en 1505.

Guillaume de Marry, possesseur du fief en toute justice, et tenant pour le roi le commun scel de la baronnie de Luzy, rendit le même devoir au duc en 1535 ; il mourut la même année.

« L'obligation imposée à tous les actes privés d'être revêtus du sceau commun, rendit l'office de garde-scel à la fois important et productif : aussi fut-il souvent exercé par des gentils-hommes. » (A. de Charmasse Cart. d'Autun. p. XIX.)

Deux ans plus tard Jean, fils puiné du précédent, religieux au couvent des Cordeliers du Beuvray, fait son testament avant de prononcer les vœux de profès.

Le document original appartient à la précieuse collection de M. Lorry, nous le donnons ici malgré son étendue, comme un exemple curieux des formes qui accompagnaient les actes de dernière volonté au XVIe siècle, quand le testateur appartenait à un ordre religieux.

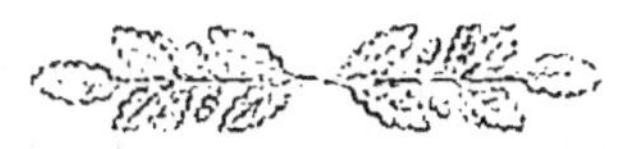

TESTAMENT DE JEAN DE MARRY

RELIGIEUX AU COUVENT DE BEUVRAY.

Aujourd'huy dernier jour de janvier, l'an mil cinq cens trente huit, estant au lieu et couvent de Beuvray de l'ordre de monseigneur sainct François, ou estoient assemblés les Religieulx qu'ilz s'ensuivent, assavoir frère Pierre Maulpain père gardien du dit couvent, frère bernardin Mouschot lisseur, frère Jehan de Grey, frère Olympe Morelat et frère Jehan de Marry tous relligieulx de la dicte ordre au dict couvent ; aussi noble seigneur Philibert de Barvault seigneur de Montmord et dame Charlotte de Bouthillat sa femme et auparavant vesve de feu noble seigneur messire Guillaume de Marry en son vivant chevalier seigneur de la Bussière : le dict frère Jehan de Marry fitz du dit feu messire Guillaume de Marry et de la dicte dame Charlotte de Bouthillat se prosternant à genoulx en terre pardevant les dictz religieulx dessur dictz leurs faisans plusieurs remonstrances du bon volloir et volunté qu'il a en la religion en laquelle

il voulloit demourer à jamais et esperant faire
profexion en temps dehu, leurs requérant mes-
mement au dict frère Pierre Maulpain son gardien luy volloir bailler auctorité, congé et
licence et luy permectre de disposer à sa volunté
avant que de faire profexion en la dicte religyon
d'aucungs de ses biens, lesquels religieulx ainsi
assemblés voyant le bon propostz et volloir du
dit frère Jehan de Marry par la voix et orgayne
du dict frère Pierre Maulpain gardien dessus dict,
auroient au dict frère Jehan de Marry, estant à
genoux comme dict est ce requérant et obtempérant à sa dicte requeste, donné et, par ces
présentes, donne congé, licence, auctorité et
mandement espécial de tester, disposer, donner
et faire à sa volunté de tous et ung chacungs ses
biens tant meubles qu'immeubles ainsy qu'il luy
plaira et que bon luy semblera tout ainsi qu'il
eust peu et pourroit faire auparavant qu'il eust
esté religieux et print l'abbit de la dicte religion,
dont et desquelles chouses dessus dictes, le dict
frère Jehan de Marry nous auroit à noz notaires
soubzscript requis acte pour valloir à l'advenir,
et remerciant très-humblement les dictz religieulx ses frères en en abceptant les dictes licence
et congé à luy baillez. Ce fait le dit frère Jehan

de Marry estans toujours à genoux ce seroit retourné par devers noble dame Charlocte de Bouthillat sa mère présente luy remonstrant le bon volloir et volunté qu'il auroit en la religion monseigneur sainct François enlaquelle il vollait demourer à jamais. Et pour ce qu'il scet que de droit et suyvant la coustume du pais de Nivernoys elle estoit sa seulle et vraye héritière de ces meubles après son trespas ou qu'il auroit fait profexion en la dicte religion comme il a volunté délibéré de faire, et pour ce que noble seigneur Philibert de Barvauth seigneur de Montmord son beaulpère et elle luy delvoient la somme de deux mil livres tournoys restant à payer de la somme de troys mil livres tournoys pour la vente à eulx faicte de tous et ung chacungs ses héritaiges et meubles, comme le tout appert par la dicte vendicion sur ce faicte le septieme jour de novembre dernier passé pardevant Guillaume Bailezy et Jehan Brunet notaires royaux, et laquelle vente ainsi par luy faite, il veult et entend sortir son plain et entier effect, et entend que besoin seroit la ratiffie, aprouve et esmolongue par ces présente, luy requérant que son plaisir soit luy permectre et donner congé de pouvoir disposer des dicts deux mil livres

tournoys ainsi par elle et le dict seigneur de
Montmord à luy deus, en requérant au dict de
Barvault présent valloir auctoriser et donner
congé à la dicte dame pour ce faire. Lesqueulx
seigneur et dame présents et abceptains les chouses dessus dictes après que ledict seigneur a permy
et, par ces présentes, permect à cielle dame sa
femme accorder au dict frère Jehan de Marry sa
dicte requeste, et de faict, les dicts seigneur et
dame, obtempérant à la requeste dudict frère Jean
de Marry, ont donné, et, par ces présents, donnent
plain pouvoir et puissance au dict frère Jehan
de Marry de disposer, donner, tester à sa volunté
des dictz deux mil livres tournoys par eux à luy
deuz et autres des biens tout ainsi qu'il eust pen
et den faire auparavant qu'il fust religieulx,
dont le dict frère Jehan de Marry très-humblement les a remerciens en acceptans les chouses
dessus dictes, nos requerans à noz notaires
soubzscriptz de tout ce luy faire acte pour l'advenir. Ce faict, la dicte dame sa mère l'auroit
relevé, et luy estre de bout au millieu de tous
les dessus dictz religieulx, seigneur et dame, et
Liger de Marry son frère présent, on dict et
déclairé que la dicte somme de deux mil livres
tournoys ainsy à luy deuz par les dictz seigneur

de Montmord et sa dicte mère il volloit et ordon-
nait par testament et dernyère volunté et dona-
tioñ faite entre vifs irrévocable, en estre baillé
par les dictz seigneur et dame deux cens escuz
soleil pour entretenir ung religieulx de l'ordre
monseigneur saint Françoys du dict couvent de
Beuvray auxquel il a print l'abbit aux escolles
et estudes ou pour luy se trouve son supérieur
souffissants.

Item veult et ordonne estre baillé par les dictz
seigneur et dame sur la dicte somme de deux
mil livres tournoys à Liger de Marry son frère
présent des rentes ou héritaiges jusques à la
valleur de la somme de sept cens livres tournoys
et ce dedans dix ans prochainement venant pour
sa légitime par donnation testamentaire. Aussi a
donné et donne le dict frère Jehan de Marry par
donnacion irrévocable faicte entre vifs et testament de derrenyère volunté au couvent et religieulx du dict Beuvray où il a print l'abbit pour
la réparation et entretenement du dit couvent
lequel deppuis peu de temps a esté dutout par
feu brulé et démoly et n'est refaict, la somme de
cent livres tournoys, laquelle somme de cent
livres tournoys il veult et ordonne estre payé,
baillé et délivré par les dits seigneur de Mont-

mord et la dicte dame sa femme pour la repparation du dict couvent sur la dicte somme de deux mil livres tournois ainsy par eulx à luy deuz, payable icelle somme de cent livres tournoys pour la repparation du dict couvent comme dict est, chacun an à chacune feste de nativité notre seigneur, premier terme à la nativité notre seigneur prochainement venant la somme de vingt livres tournoys jusques à entière satisfaction d'icelle somme de cent livres tournoys ; et tout le surplus et reste des dictz deux mil livres tournoys, ensemble tous et ung chacung ses autres biens tant meubles que immeubles quelque part qu'ilz soient dictz, nommez ou appelez, le dict frère Jehan de Marry des autoritez, congés, licence ainsy a luy baillez par le dict frère Pierre Maulpain son gardien et autres religieulx dessus dictz, à, dès à présent donné et donne par donnation irrévocable faicte entre vifs, testament à dernière volunté à la dicte dame Charlocte de Bouthillat sa mère, hoirs descendans du mariage du dict seigneur de Montmord et d'elle et non d'autres, la dite dame présente stipulante et acceptante. Et promys et, par ces présentes, promect à l'autorité du dict de Barvault son dict mary présent stipulant paier

les chouses ainsi données et léguées par le dict
frère Jehan de Marry son filz, et moyennant la
dicte promesse et autres chouses dessus dictes
et davantage le dict frère Jehan de Marry des
auctorité, congé et licence du dict gardyen et
religieulx dessus dictz a donné et donne par ces
présentes, par donnation irrévocable faite entre
vifz testament et dernière volunté à la dicte dame
Charlocte de Bouthillat sa mère et ses hoirs
descendans du mariage du dict seigneur de
Montmord et elle tant seullement pour certaines
causes ad ce se mouvans contre plus et prévalue
que ses dictz biens pourroient voilloir outre la
somme contenue en la vente de ses dictz biens
par luy faicte au dict seigneur de Montmord et
à la dicte dame sa mère. Et moyennant les
chouses dessus dictes et en accomplissant icelles,
le dict frère Jehan de Marry a dès à présent
pour tousjours quicté et clamé quicte les dictz
seigneur de Montmord et la dicte dame sa femme
et mère du dict de Marry de tout ce en quoy ilz
pourroient estre tenus ny obligez envers lui tant
à cause de la vente de ses dictz biens que autres
chouses quelzconques; en vollant que toutes les
obligations par lesquelles pourroient estre tenuz
à luy en quelque sorte et manière que ce soit et

pour quelque cause et raison que pourroit estre soient cassez et annulés comme nulles et de nulle valleur, vollans et accordans le dict frère Jehan de Marry, seigneur et dame et autres parties dessus dictes ces présentes estres faictes et reffaictes une foys ou plusieurs, la substance non mue, au dict des saiges car ainsy et prometant, etc.

Liger de Marry qui avait succédé à Guillaume racheta de la dame de Boutillat sa mère les biens à elle cédés par le cordelier ; pour achever de s'acquitter il affranchit en 1548 les serfs de sa seigneurie et leur bailla des terres moyennant une rente annuelle de 253 livres et les redevances accoutumées, savoir : 83 gélines, six oies grasses, 33 corvées à bras et 52 boisseaux de divers grains.

Jeanne, fille unique de Léger, porta en 1573 la terre de la Bussière à noble Imbert de Paris l'un des cent gentilshommes de la maison du roi.

La Bussière avait de vieilles prétentions sur certaines terres assises au territoire de la Commelle, actuellement détenues par messire d'Olli-

vier seigneur du Montceau en la paroisse de Poil ;
Imbert de Paris était dévoué partisan du roi,
messire d'Ollivier avait embrassé le parti de la
ligue. En 1589, au retour de la fête Saint-Ladre
d'Autun, le seigneur de La Bussière, accompagné
de plusieurs de ses amis et d'une compagnie de
soldats du roi vint assiéger Montceau, castel bien
fortifié et entouré d'eau de tous côtés, qui n'a-
vait guère à craindre d'assaillants dépourvus
d'artillerie. Néanmoins messire d'Ollivier redou-
tant la famine, capitula après douze journées
d'investissement et fit sa soumission au roi; il ne
lui fut pas imposé d'autres conditions.

Imbert eut pour successeur Guillaume qui
rendit en 1635 hommage au duc de Gonzague,
il mourut en 1643.

Son fils, Jacques de Paris, avait épousé en 1630
damoiselle Marie Courtois fille de Guillaume et
de Françoise de Champs.

Son droit d'aînesse se composa entre autres de
la maison seigneuriale, fossés, défenses... « en-
« semble *le meilleur homme* dépendant de la
« dicte maison. » L'acte est reçu par Etienne
Moreau à Castel-Signon.

En 1661, mariage de Jean de Paris avec Marie
Sallonnier, fille de Dominique seigneur de Champ-

dioux ; il renouvelle en 1692 l'hommage à Jules Mazarini Mancini.

Henry, fils de Jean, vend en 1716 la terre, justice et seigneurie de la Bussière à M. Joseph Maillard avocat au parlement , moyennant la somme de 8,250 livres.

Après avoir reconstitué cette terre démembrée par des partages, M. Maillard la lègue en 1768 à sa nièce Jeanne Antoinette Aladane, mariée à Claude André des Batisses, *intéressé dans les affaires du roi...* ??

Catherine issue de ce mariage et veuve de Jean Baptiste du Guast, chevalier de Saint-Louis, porte en 1778 la Bussière à Gentien Asselineau des Mazures qui la vendit en 1790 à l'aïeule du possesseur actuel.

Ce M. des Mazures, homme jaloux s'il en fut de ses droits féodaux, qui s'intitulait pompeusement seigneur de la Bussière, la Prenneville, Villeneuve, les Forges et autres lieux ; qui plaidait au moindre oubli de ses prérogatives et qui avait remis à neuf tous les piloris de sa seigneurie, devint à la révolution le plus timoré des trembleurs.

Ses lettres sont remplies de déclamations patriotiques, il les termine ainsi :

En 1791 : Je suis, citoyen, votre concitoyen....
En 1792 : Je suis, citoyen, ton égal.... Enfin, en
1793 : Fraternité ou la mort ! Lui-même dut
mourir de peur dans une maison de la vieille
rue du Temple où il s'était retiré.

La Bussière avait une chapelle où le curé de
Semelay devait célébrer la messe une fois par
semaine, moyennant une rente de quarante
livres ; on devait en outre un repas pour lui,
son clerc et son chien.

Comme tout vieux manoir qui se respecte,
celui-ci possède un génie familier ; c'est *le petit
homme rouge*, dont chaque membre de la famille
reçoit la visite une fois en sa vie. Au bas du
castel, à l'angle de la route et de l'avenue des
buis, une croix de pierre dans le style du
XVe siècle est élevée à la mémoire de nos chers
morts.

Lors de sa première visite pastorale, le 12 mai
1861, monseigneur l'évêque de Nevers a daigné
bénir cette croix et accorder quarante jours
d'indulgence à tous ceux qui viennent y prier.

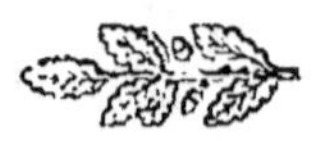

SEMELAY.

La paroisse de Semelay dépendait jadis de l'évêché d'Autun ; les sires de Chatillon, seigneurs de la Montagne, y fondèrent de bonne heure un prieuré uni à celui de Luzy en 1275. La donation avait été ratifiée par le pape Urbain II à Saint-Flour en 1096. (Bibl. de Clun. p. 1707). La route directe de Saint-Honoré à Semelay est indiquée par un poteau à 500 mètres au-delà du Seuil.

L'Eglise actuelle, l'une des plus remarquables du diocèse, appartient au style roman de transition et aux premières années du douzième siècle ; les chapiteaux des piliers sont ornés de sculptures fort curieuses, surtout du côté gauche de la nef anciennement réservé aux femmes. On croit y reconnaître la tentation d'Eve, la chûte d'Adam et d'autres sujets rappelant des expiations par le feu ; et encore on a cherché à Semelay le souvenir de Sémélé qui aurait eu un temple en ce lieu. Les auteurs de l'album du Nivernais, inspirés peut-être par le savant mais dangereux Bullet, donnent l'étymologie Se-mel-ac, *habitation sur la montagne*. Nous proposons cime-laï *tête des étangs*, si nombreux jadis aux alentours de Semelay ; c'est ainsi qu'on a fait Chablais de *Cabo-laï*, caput lacûm, (V. Ducange).

Dans les ruines de l'ancien prieuré l'on trouva vers 1840 du blé carbonisé, beaucoup de tombes en grès, une bague antique avec pierre gravée, représentant le labarum entre deux centurions. Des fouilles plus récentes, pratiquées dans le monticule attenant à la maison des sœurs, firent découvrir les fondations d'un vaste édifice quadrangulaire, dont les murs revêtus de parements réguliers avaient un mètre et demi d'épaisseur. Plusieurs salles séparées par des couloirs étaient littéralement pavées de squelettes orientés selon le rite chrétien ; dans une autre partie gisaient pêle mêle des amas d'ossements et des fragments de tombes cantonnées de croix. D'où l'on peut conclure qu'en des temps fort reculés il y eut à Semelay un temple d'idoles, transféré plus tard au christianisme, et remplacé au XIIe siècle par l'église actuelle. On tira beaucoup de matériaux de l'ancien édifice, les débris rebutés formèrent le monticule maintenant planté de vigne.

Après la victoire de Cravan en 1423 les Bourguignons, poursuivant des bandes gasconnes au service de Charles VII, les atteignirent à

Semelay, et les anéantirent avec l'aide des habitants exaspérés par leurs rapines. Les corps
dépouillés et enfouis sans honneurs dans un
terrain où passe actuellement la voie publique,
furent exhumés en 1853 quand on abaissa le
niveau du chemin : les crânes étaient généralement étroits, d'un ovale allongé et fuyants en
arrière.

MONTÉCHO.

Nous empruntons la description de ce castel
à l'ouvrage déjà cité de M. Bulliot.

« A la sortie des montagnes du Morvan un
« troisième fort couronnait les rives de la
« Halène et fermait, à son issue dans la plaine,
« l'entrée d'une vallée à laquelle sa sonorité
« semble avoir mérité le nom de Montécho. Ce
« fort dominait une campagne vaste et boisée
« qui va mourir à la Loire.

« Pourvu d'un retranchement unique de dix
« mètres de hauteur, il surplombait de cent
« mètres au-dessus du ruisseau, au nord, deux
« étages de terrassements formant ensemble
« une élévation de 40 mètres. La plate-forme

« présente une surface rectangulaire de cent
« mètres de long sur quatre vingt-dix de large ;
« elle est fermée à ses deux extrémités par un
« fossé de neuf mètres de largeur et qui s'ouvre
« un passage dans les retranchements comme
« un chemin couvert.

« Une butte ovale, haute de vingt mètres, s'é-
« lève derrière le fossé de l'est qui environnait
« sa base de tous côtés. Elle était surmontée par
« une fortification rectangulaire parallèle au
« camp dans sa largeur.

« On retrouve partout les poteries noires, les
« tuiles à rebords, et à l'entrée l'amas ordinaire
« de cendres et d'ossements. Il se compose prin-
« cipalement d'os et de défenses de sanglier, de
« porcs, de chèvres, de brebis et de bœufs...

« Occupées assez tard dans le moyen-âge,
« carrière ouverte à tout le voisinage, les mu-
« railles de Montécho, épaisses de deux mètres,
« n'offrent plus que des blocs renversés et main-
« tenus par leur indestructible cohésion. Près
« du fossé, un puits large de trois mètres est
« rempli d'eau jusqu'à son orifice, quoique
« placé à une énorme hauteur au-dessus du lit
« de la rivière. Une seconde esplanade exacte-
« ment conforme à la première, mais moins

19

« escarpée, semble avoir existé à l'est de la
« butte. »

Nous compléterons cette description à l'aide
de nos renseignements personnels.

Montécho subsista jusqu'à la fin du XVIe
siècle, nous connaissons un acte daté de ce
château sous le règne de Henri II. L'esplanade
de l'est était occupée par une chapelle ; dans le
procès-verbal d'une visite faite à Semelay le
14 octobre 1672 par M. Sabathier, official du
diocèse d'Autun, il est dit :

« Il y a au village de Mont-Yco une chapelle
« de Saint-Marc et Saint-Genoux en assez mau-
« vais état. »

Une haute tour carrée était encore debout au
siècle dernier et servit d'observatoire à Cassini
quand il dressait la carte de France.

Durant la grande épizootie de 1745 les laboureurs voisins jetaient leurs animaux morts dans
le puits de Montécho, il en résulta des émana-
tions pestilentielles et la nécessité de curer ce
puits ; l'opération fut confiée à des ouvriers au-
vergnats. On put constater que plusieurs réduits
étaient ménagés dans la paroi à diverses profondeurs, et l'on espérait trouver une communication par laquelle les eaux se déverseraient à

volonté dans le fossé ; mais par une belle nuit les ouvriers disparurent. Quelques pièces d'or restées sur place, révélèrent assez le motif de cette fuite précipitée.

LE PLESSIS.

Situé à quelques centaines de mètres de Montécho, le Plessis eut souvent les mêmes maîtres. Miné par le temps, bien que sa construction ne paraisse pas remonter au-delà du seizième siècle, ce pavillon sera prochainement remplacé par un élégant manoir, accommodé à toutes les exigences de l'époque actuelle.

SAINT-MICHEL.

Saint-Michel-en-longue-Selve (in longa-silva) était jadis une paroisse à la collation du prieur de Semelay : actuellement elle est réunie à Remilly. On connait des seigneurs de Saint-Michel à partir du XVe siècle. Cette terre a passé par les femmes des Du Crest aux Sallonnier de Varenne, et en dernier lieu à la famille de Champeaux-Laboulaye. L'église date du treizième siècle ; depuis longtemps convertie en grenier à fourrage, elle doit être prochainement restaurée et servira de chapelle aux élèves de la Ferme-Ecole, qui sera transférée à Saint-Michel en 1867.

APPONAY.

Nous ne saurions quitter ces parages sans donner un souvenir à l'ancienne chartreuse d'Apponay située commune de Remilly, aux abords de la route de Decize, entre Fours et Luzy ; M. l'abbé Baudiau, dans son histoire du Morvan, tome I, p. 355 et suivantes, lui a consacré une notice détaillée.

Fondée à la fin du XIIe siècle par Théobald, évêque de Nevers, dans une contrée déserte et malsaine, où le sol est à peine dompté après sept cents ans de labeurs, on se figure aisément quelles rudes épreuves durent affronter les premiers pionniers chrétiens qui vinrent s'établir en ces lieux désolés.

Plus d'une fois ils furent tentés d'abandonner

l'entreprise ; mais l'acte de fondation stipulait pour ce cas le retour pur et simple d'Apponay avec tous ses accroissements à l'église de Nevers ; grâce à cette précaution, aux encouragements des souverains pontifes, à l'abnégation, à la persévérance des religieux, la chartreuse vécut jusqu'à la suppression des couvents en 1790.

On peut voir dans le cabinet de M. Lorry une très-ancienne copie de l'acte d'institution d'Apponay. Entre autres priviléges les frères élisaient librement leur prieur ; il était interdit de bâtir à moins de douze cents toises de leur maison.

Quand la chartreuse commençait à prospérer, le 3 août 1520, un incendie consuma tous les bâtiments et réduisit les moines à la plus extrème misère. Pour leur venir en aide on ouvrit une souscription qui produisit cinq cent quatre vingts livres, sur quoi le roi François Ier en donna vingt. Avec cette somme considérable pour l'époque, on releva la maison et même on y ajouta un logis pour les hôtes.

En 1570 les calvinistes mirent Apponay à sac et emmenèrent à la Charité-sur-Loire le prieur et le procureur qui durent payer une rançon si forte, qu'il fallut pour l'acquitter mettre en gage plusieurs domaines.

Après des fortunes diverses, au moment de la suppression le monastère comptait encore sept frères, et possédait huit domaines, des vignes, des forêts considérables, une tuilerie, plusieurs moulins, trente-huit étangs grands et petits, des dîmes et des rentes, le tout produisant environ seize mille livres.

A une certaine époque, les bons pères firent venir du vin de Beaune — pour les malades sans aucun doute — et le mirent soigneusement en bouteilles. Lorsqu'il fut en bon point on s'assembla pour le goûter ; le précieux liquide fut trouvé violet, bourbeux et d'une insupportable amertume. Dom Prieur en prit occasion de prêcher la pénitence ; en réalité, les bouteilles fabriquées à Fours, (anciennement Maison en longue-salle) contenaient des sels solubles d'où venait tout le mal. Les mêmes accidents s'étant reproduits en divers endroits, Fours abandonna la fabrication du verre : au commencement de ce siècle on y monta une manufacture de porcelaine qui fonctionne encore. La terre d'Apponay appartient actuellement à madame la marquise de Pomereu.

CHAPITRE VII.

THOULEURS, LAROCHE-MILAY.

Une promenade à Laroche-Milay succède assez ordinairement à l'ascension du Beuvray : si l'heure le permet, on s'achemine de l'auberge du Puy par le village de Petiton et la fraîche vallée de la Séglise, où se réunissent toutes les sources qui descendent de ce côté de la montagne ; trois heures sont ensuite nécessaires pour regagner Saint-Honoré. A cet aspect, émergeant d'un fourré d'arbres au feuillage sombre, à la pointe d'un rocher haut de cent mètres dont la base plonge dans une eau limpide, la masse du château moderne, malgré sa froideur architecturale, offre à l'œil un spectacle imposant et gracieux à la fois.

Néanmoins nous conseillons de consacrer une journée entière à Laroche et d'y venir par la

route de Luzy, Chiddes , Thouleurs et Saint-
Gengoult. On peut alors visiter en détail une
contrée très-intéressante et rentrer à l'établissement avant la nuit : on peut surtout proposer
cette excursion aux dames, sans lesquelles point
de bonne partie, et leur laisser le temps de suivre
leur traitement avant de se mettre en route.

De Saint-Honoré à Chiddes rien d'intéressant
qui n'ait été précédemment décrit ; comme tout
le Morvan Chiddes possède des débris antiques,
aux *Alises*,près du kilomètre 89, en construisant
la route, on trouva des fondations considérables
et des tuiles à rebords marquées des sigles de la
dixième légion. L'église date du XIIe siècle. Au
nord du bourg, le château de Champlevrier a
remplacé un manoir féodal depuis longtemps
disparu. Ce fief relevait de Laroche-Milay et
devait à la baronnie foi, hommage et dénombrement. Le vassal se présentait au seuil du château
à pied, sans éperons, ses titres d'inféodation à la
main et fléchissait le genou devant son suzerain,
qui le relevait et le baisait sur la bouche en
disant : chaussez-vous biau sire. On lui ratta-

chait ses éperons et les deux gentilshommes s'en allaient festoyer de compagnie.

Actuellement Champlevrier appartient à la famille Thiroux de Saint-Félix qui a donné plusieurs Viergs à Autun, des hommes distingués à l'administration , de braves officiers à l'armée.

Trois kilomètres plus loin que Chiddes, dans les bois, après avoir traversé un ruisseau et remonté quelques centaines de pas à l'est, la route incline brusquement au sud et se dirige vers le château de Rivière ; cependant un chemin accessible seulement aux piétons et aux charrettes à bœufs pique droit à la croix de Thouleurs. Il faut le suivre, les équipages contourneront la montagne et iront attendre à Saint-Gengoult.

Ici nous ouvrons une parenthèse.

Voulez-vous éviter les fatigues d'une montée rapide, et la chance de *forvier*, c'est-à-dire de vous égarer — foris-viâ — prévenez, quarante-huit heures à l'avance, M. Leitz, aubergiste à Laroche-Milay, qui vous enverra, si le temps est beau, une charrette au bas du bois de la Pierre *du côté de Chiddes*. Voulez-vous déjeûner aux ruines de Thouleurs, — une vue des plus ma-

gnifiques qu'il vous sera jamais donné d'admirer ; — en même temps que la voiture faites
demander une collation à Mme Leitz, élève de
Bruchon !

Voyez en passant ce chêne séculaire qui s'est
greffé par approche à un vieux charme, si bien
que les deux troncs n'en font plus qu'un seul ;
cette curiosité végétale est en même temps un
jalon qui enseigne le bon chemin. Arrivé à la
croix on prend à gauche ; deux sentiers se présentent, parallèles au début comme ceux du
bien et du mal ; il faut suivre celui de droite,
traverser un bouquet d'arbres verts, gagner un
grand pin du Lord et se confier enfin aux méan-
dres du *Vialet* tracé à travers les masses grani-
tiques. Par là descendit dame Aliénor le soir du
malheur.

Avec ses entassements de rochers et ses avenues tourmentées, que quelques arbres jetés en
travers rendaient inabordables ; avec cette enceinte du nord dont le caractère cyclopéen se
révèle tout d'abord, Thouleurs nous rappelle
une forteresse celtique ; le moyen-âge en a fait
son profit, sans lui rien ôter de son aspect sauvage et primitif. Si nous en avons bien saisi l'ordonnance, le château dont les ruines jonchent

le sol se composait d'un corps avancé protégé
par une tour massive, un vaste donjon venait
ensuite, puis au nord une enceinte formée d'escarpements naturels à l'est et à l'ouest, et fermée
au nord par des blocs rapportés et peut-être par
des palissades ; le tout protégé de trois côtés par
des pentes abruptes. Au levant une profonde
excavation circulaire fut vraisemblablement un
réservoir d'eau. Les murs ont deux mètres d'é-
paisseur, ceux du donjon sont en partie debout ;
un hêtre énorme a poussé dans l'intérieur.

Si l'atmosphère est calme on distingue aisément Autun et sa flèche élancée, la haute tour
que surmonte la vierge bénissante, et tout au
loin les neiges éternelles du Mont-Blanc.

Thouleurs n'a pas d'histoire ; poste d'observation, refuge plutôt que manoir seigneurial, ce
castel dut tomber durant les querelles de Charles-le-Téméraire et de Louis XI vers 1475.

Des boulets de canon retrouvés dans les ruines n'infirment en rien cette opinion : sous
Charles VII,

« Déjà Salisbury traîne l'artillerie, »

a dit le poète ; et dès l'an 1377, les ducs de

Bourgogne avaient une fabrique de canons à Châlon-sur-Saône.

Revenons maintenant à la croix, le chemin de gauche va nous conduire à Saint-Gengoult...

Et dame Aliénor ?..... nous n'avons garde de l'oublier :

Signez-vous passants qui passez
Et priez pour les trépassés !

Thouleurs n'a point d'histoire, mais il a des légendes. Hubert Vaillant, dit Labrisée, ancien valet de meute devenu laboureur, ayant besoin d'un hêtre pour *chausser* des harnais, attela ses vaches, fit signe à un voisin complaisant et la nuit venue monta au bois du comte : de tous les modes d'acquérir la propriété c'est le moins dispendieux. L'arbre abattu, mis en billes et chargé. le compagnon prit les grands devants en éclaireur; l'autre s'en venait doucement, la conscience tranquille, le comte a tant de pieds d'arbres ; puis cela vient sans semer, c'est l'argument irrésistible.

Environ l'heure de minuit, au plus profond du bois, vers les magnes, un bruit de chasse se fit entendre, et se rapprochant par degré devint bientôt une poursuite chaudement appuyée. Ah loup-vérou ! fit notre homme, qui peut bien chasser à pareille heure ? gageons que c'est le piqueur noir de Limanton ; hier il était à Champlevrier. ces nègres sont cousins du diable, ça voit de nuit comme les chats.

Chose étrange pourtant, la chasse semblait ne point toucher terre ; mais la nuit est pleine de tromperies, sans compter les échos. Bientôt le doute ne fut plus permis, meute et piqueur passèrent, ils couraient au-dessus des chênes les plus élevés dans un cercle dont le vieux château formait le centre.

L'attelage tremblait de tous ses membres, le conducteur appuyé sur son aiguillon demeurait partagé entre l'horreur d'un bon chrétien pour une œuvre infernale, et l'admiration du veneur émérite en présence d'un déduit de chasse si bien mené.

Après un court défaut il y eut reprise à vue. le gibier baissait de pied ; haly ho ! harlou ! harlou ! hou ! hurlait une voix de l'autre monde: haly ho ! harlou ! cria Labrisée emporté par la situation. Les chiens buvaient la bête, bientôt ce vint aux abois, enfin à la mort. Alors la même voix : « Tu as été à la peine, voici ta part du plaisir ! La moitié d'un corps de femme tomba lourdement sur la charrette.

C'était l'heure de détaler, mais l'attelage semblait fixé sur place par une force invincible ; Vaillant fou de terreur frappait de la pointe et du manche, un choc terrible le jeta évanoui sur le revers du chemin. Aux premières lueurs du jour, l'ami revint et le trouva dormant dans une mare de sang. Les vaches avaient rompu leur joug et paissaient tranquillement dans la clairière voisine, la charrette avait buté contre une souche ; de la femme morte nulle trace. Ramené au logis, reconforté d'une pinte de vin chaud, Vaillant conta la terrible aventure. Il apprit alors qu'au temps du comte Bernard, ensorcelé par une créature venue on ne sait d'où, le sire de Thouleurs, un soir, entraîna sa vertueuse épouse vers la chesnaie du Molan et remonta seul au sombre manoir. La croix marque l'endroit où le corps d'Aliénor fut retrouvé.

A son tour, la méchante femme cause première du forfait comparut devant Dieu : elle

revient à certaines époques , toujours pour-
suivie par le noir chasseur avec sa meute affo-
lée , elle doit souffrir mille morts : c'est son
jugement.

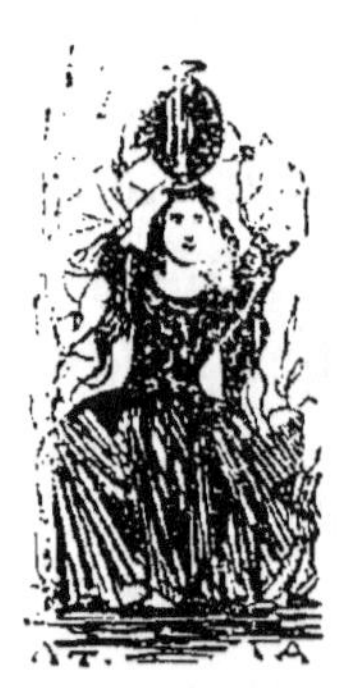

Saint Gengoult, chapelle du onzième siècle.
eut jadis titre de paroisse ; devenue propriété
particulière, c'est maintenant le lieu de sépulture de la famille Bertrand de Rivière.

Plus loin, à gauche du pont, voici le prieuré
de Vanoise fondé au dixième siècle par les barons
de Laroche qui le dotèrent richement : parmi ses
droits le prieur comptait celui de pêcher dans la
Séglise la veille de l'Assomption, *jour qu'il ré-
galait*. De l'église, jadis vaste et célèbre, il ne
reste à Vanoise qu'un modeste oratoire pieusement conservé par le propriétaire actuel ; les
nourrices y apportent des offrandes.

Remontons maintenant la colline que le château couronne ; de ce côté elle est couverte d'arbres verts et de vastes jardins parfaitement en-
tretenus, qui s'étagent en terrasses jusqu'aux
fossés depuis longtemps comblés de l'ancienne
forteresse.

Placées en védettes au pied du Beuvray. Glenne

la celtique et la Roche du Chevalier — rupes
militis — création toute romaine, héritèrent des
biens et des prérogatives de l'oppidum Eduen,
condamné par la politique des Césars à l'abandon
précurseur de la mort. Quand parut la féodalité
Glenne et Laroche appartinrent au même maître ; quand vint l'hérédité des bénéfices autant
l'oppidum, autant le castrum qui lui succéda
avaient eu de possessions, autant les deux châteaux comptèrent d'arrière-fiefs. Par la suite,
Glenne amoindrie devint châtellenie ducale :
Laroche s'appropria et sut garder la meilleure
part du commun patrimoine. L'usage de s'assem-
bler au Beuvray à certaines époques et d'y tenir
foire ayant persisté malgré la conquête, les barons de Laroche y perçurent les redevances et y
firent la revue de leurs vassaux.

D'autre part, les évêques et le chapitre d'Autun
envoyés de bonne heure en possession du
domaine des anciens temples et de fonds confis-
qués sur les païens récalcitrants ; enrichis par
les libéralités des rois et par la piété des fidèles,
devinrent avec le temps de puissants seigneurs
terriens. Il en résulta pour eux de fréquentes
altercations avec leurs redoutables voisins de
Laroche dont les domaines s'étendaient jus-

qu'aux portes d'Autun, et qui se montraient en toute occasion disposés à dépouiller le clergé, surtout depuis le mauvais exemple donné par Charles-Martel.

Tantôt le glaive spirituel avait raison des armures d'acier ; tantôt il fallait se résigner, faire la part du loup et, moyennant certaines concessions, se donner un de ces pillards pour défenseur ; ce fut l'origine de l'avouerie ; Ponce de Glenne était avoué de Saint-Symphorien d'Autun en 1077. Son fils Guillaume, le premier seigneur nommé aux archives de Laroche, prit la croix en 1095.

Le plus heureux pour l'église c'était qu'en vieillissant le diable se fit hermite. En 1177 Renard, seigneur de Glenne et de Laroche-Milay, voulant réparer les exactions et nombreux dommages — *gravamina et dampna plurima* — dont lui et les siens devaient compte à Saint-Nazaire, son fils Ponce y consentant, donne à cette église la montagne de Romanay et restitue la vigne du Clos-Vilers par lui volée — *vineam quæ dicitur Clausum de Vilers quam abstulerat ex toto guerpivit.* — En retour, pour le bien de l'âme des dits Renard et Ponce, le chapitre promet d'entretenir nuit jour, à perpétuité, un cierge allumé devant l'autel de Saint-Nazaire.

Aalis ou Alix fille de Ponce, mariée à Jean de Chatillon-en-Bazois , lui porta la moitié de Glenne et toute la seigneurie de Laroche-Milay, dont Jean fit hommage à Pierre de Courtenay comte de Nevers en 1185. Quarante-sept ans après, dame Alix fonde son anniversaire à Saint-Nazaire ; en 1236 Eudes de Chatillon, fils d'Alix, assigne cinq sous de rente annuelle sur les revenues de la foire du Beuvray, à distribuer en aumônes pour le remède de l'âme de Guillaume l'un de ses servants.

Eudes, on le voit, vivait en bons termes avec l'église, néanmoins il soutint en 1250 un procès contre l'abbé de Cluny, touchant le prieuré de Semelay fondé par ses ancêtres qui s'en étaient réservé la sauve-garde. Ancel de Pomard, évêque d'Autun, parvint à concilier les parties.

Jean, fils et successeur de Eudes, ayant quelques griefs contre Guy de la Perrière son vassal, celui-ci se réfugia avec plusieurs des siens au cloître d'Autun qui jouissait du droit d'asile. Pareil obstacle ne pouvait arrêter un seigneur assez puissant pour lever trois mille hommes sur ses domaines ; au mois de mai 1251, après la revue du Beuvray, Jean de Chatillon vint en grande compagnie attaquer le cloître qui n'était pas encore fermé de murailles, mais seulement défendu par des fossés et des palissades. Il le força, enleva Guy de la Perrière, ses compagnons, leurs armes, harnois et équipages — *cum armis et equitaturis.* — Cette guerre dura deux ans, sans que l'excommunication fulminée contre les ennemis du cloître pût arrêter les entreprises du seigneur de Laroche ; on peut se figurer les pillages, meurtres et incendies qui en résultèrent de part et d'autre.

L'évêque Ancel et Guy archidiacre de la primatiale de Lyon, intervinrent et amenèrent une composition.

Jean consentit à se départir de son droit de franc-alleu sur vingt *livrées* de terre sises entre le château de Laroche et la ferme de Montequot, et à les tenir du chapitre en fief à perpétuité. De plus, en réparation de l'atteinte portée aux franchises et du dommage causé au cloître — *pro fractione claustri* — le puissant baron dut suivre en chemise et en hauts-de-chausses — *nudus in camisia et bracis,* accompagné de cinq hommes nobles, une procession solennelle à la primatiale de Lyon, et renouveler la même pénitence avec tous les compagnons de son méfait aux églises d'Autun, Langres, Châlon, Macon et Nevers. Il promit en outre de rendre au cloître Guy de Laperrière avec sa suite, armes et bagages; sinon de fournir en leur lieu et place des hommes et le reste de qualité et valeur égale ou supérieure ; finalement de tenir prison en la geôle située au bas du cloître, à la merci du chapitre. (A. de Charmasse, cap. de l'Egl. d'Autun, passim.)

De tout quoi , à notre avis, voici ce qu'il advint. Jean de Laroche garda les vingt livrées de terre, traita Guy de Laperrière selon son bon plaisir, et s'il suivit la procession ce fut l'épée au flanc, en tabard de chevalier. Une clause prudemment insérée touchant le soin de sa sûreté personnelle, ne lui permit jamais d'accomplir la pénitence — *non potuit ire securé* — mais la charte resta au trésor du chapitre, comme un salutaire épouvantail pour de moins fiers compagnons.

Jean de Laroche acquit en 1255 de Hugues de Neublan des droits que celui-ci possédait encore sur Glenne : trente ans plus tard il céda la terre et seigneurie de Laroche-Milay à Henri de Chatillon son frère puiné qui lui en fit foi et hommage.

Girard, successeur d'Henri en 1327, refusa le devoir que ses prédécesseurs avaient accoutumé de rendre au comte de Nevers, soutenant que ses domaines étaient de franc alleu ; le comte dut acheter à prix d'argent la soumission du trop puissant vassal.

Le terrier nomme ensuite :

Jean de Chatillon, en 1385.

Charles de Mello et Ysabeau de Montagu, en 1407, dans un acte de concession de droits d'usages aux habitants du hameau des Jours. Les deux époux vivaient encore en 1460, s'il faut tenir pour un même nom les variantes : Mêlé 1445 et Meuloi 1460, qui se lisent sur plusieurs pièces des archives.

Successivement occupé par les troupes de Charles-le-Téméraire en 1474 et l'année suivante par l'armée royale, le château eut beaucoup à souffrir mais fut promptement réparé.

Laroche-Milay était alors aux mains de l'illustre maison de Vienne, dont un membre permit vers ce temps aux *bourgeois* du lieu de se clore de murailles et, moyennant une rente de cinq sous par feu, de se retraire au donjon avec leur butin en cas d'imminent péril ; une caserne fut disposée à cet effet.

Gaspard de Vienne, possesseur en 1515, accorda de nombreux affranchissements ; il succomba dans un duel en 1539. Inhumé dans l'église malgré les prescriptions canoniques, le grand-vicaire d'Autun intervint et ordonna que le corps fût *jeté à la voirie*, ou du moins déposé en terre profane. Jeanne d'Aumont veuve de Gaspard appela comme d'abus au parlement de Paris ; sur quoi le grand-vicaire métropolitain de Lyon infirma la sentence d'Autun et en donna l'absolution.

Jeanne d'Aumont remariée à Jean de Sassenage, perdit bientôt ce second mari ; douée d'un caractère viril, cette dame sut maintenir tous les droits de sa seigneurie ; les actes de son administration sont nombreux aux archives. Le premier mercredi de mai 1547, elle passa en l'haut du Beuvray une solennelle revue de ses

vassaux, ce fut la dernière ; depuis ce temps les
juges de tous les arrière-fiefs s'assemblèrent à
Laroche le lundi après la semaine de quasimodo,
et réglèrent les affaires qui se traitaient précédemment au Beuvray, sous la présidence du
bailli du lieu. Le dernier de ces officiers fut
M. Bertrand, grand-père de l'honorable notaire
actuellement en charge.

Jeanne d'Aumont vivait encore en 1556, quoiqu'il existe à cette même date des actes de François de Montmorency, fils du connétable, agissant à titre de propriétaire ; ce seigneur était
à Laroche en 1570.

Sa fille Marguerite porta la baronnie à René
de Rousselé, marquis de Laché, qui devint dans
la suite conseiller du roi Henri IV.

Le dernier de cette maison qui ait possédé
Laroche-Milay , François Joseph, mari de Hen-
riette de Quatrebarbes, fit refaire le terrier en
1706. Ce soin fut confié à maitre Lardereau,
procureur fiscal , qui raconte les nombreuses
défaillances où le firent tomber ces vieilles écri-
tures dont il transcrivait à peine six lignes par
journée : son travail n'en contient pas moins

une foule de renseignements précieux, notamment la liste de toutes les anciennes familles de paysans relevant de la baronnie.

Laroche fut achetée vers ce temps par Hector, marquis puis duc de Villars, maréchal de France, le sauveur de la monarchie de Louis XIV.

Villars rasa le vieux manoir croulant de vétusté et bâtit à sa place le château que nous voyons aujourd'hui ; de l'enceinte fortifiée il conserva seulement une tour à demi ruinée qui servait de prison. La veuve du maréchal, Jeanne de Varengeville, revendit la terre à Louis de Laferté-Meun comte de Solières, aïeul du possesseur actuel. Au commencement de ce siècle le comte-duc de Rivière, traqué par la police à l'occasion d'une conspiration célèbre, trouva au château de Laroche un asile si sûr, des amitiés si dévouées que nul dans le pays ne soupçonna sa présence.

Accoudé à l'angle de la terrasse, en regard de Thouleurs, le visiteur voit à ses pieds un véritable abîme ; un peu plus loin, par un gracieux contraste, la Séglise fuit en murmurant sur son lit de cailloux : ici des bois, là des collines aux lignes assouplies ; plus loin encore Montpéroux, le vieux manoir des Palatain-de-Dyo, rajeuni par une restauration intelligente ; à droite l'Appenelle qui domine Luzy : naguère on y trouva des vestiges de castramétation, du charbon, des ossements, des armes de bronze ; enfin, dans la cendre bleue des derniers plans, les grands soulèvements de l'Auvergne ferment l'horizon.

Une allée s'ouvrant à droite au-dessus de la grille du parc conduit de plein pied à la grande roche d'où le château tire son nom ; cet endroit s'appelle *le bout du monde*, naturellement c'est le terme de l'excursion et la halte ordinaire des touristes. En y arrivant, on cherche tout d'abord à s'ancrer quelque part pour éviter un malheur; cette première impression passée on s'assied, on se case, on admire le paysage ; les plus hardis découvrent bientôt un sentier qui conduit aux prairies jadis grèvées d'une singulière charge. Le premier char de foin récolté devait être amené au seigneur et surmonté d'un moineau soigneusement enchaîné. Nous n'avons pu découvrir l'origine de cette redevance, ni la cause de cette grande rigueur envers le malheureux passereau. Nous avons été plus heureux en ce qui concerne deux autres coutumes qui ont duré jusqu'à nos jours.

Entre Malplaquet et Denain Villars était venu se refaire dans sa nouvelle acquisition ; un premier jour de janvier, entre messe et vêpres, il dirigeait sa promenade vers Vanoise, voulant rendre au prieur sa visite et ses souhaits de bonne année ; tout à coup un *loup fou*, l'effroi de la contrée, débouche d'un sentier et vient au maréchal avec la placidité sinistre dont ces fauves sont coutumiers. L'hésitation n'était guère permise, le vainqueur de Friedlingen se prit à fuir ; mais il avait cinquante-huit ans, la terrible blessure de Malplaquet était à peine fermée, tout l'avantage restait à l'assaillant, quand un solide gars armé d'une forte crosse de houx s'élance du domaine de Vanoise, attaque résolûment la bête enragée et parvient à l'assommer. Le brave garçon ne soupçonna jamais quel service il rendit à la France.

Le manœuvre de Ripéroux survint à ce moment, aida à laver le sang de la blessure qui s'était rouverte et offrit au maréchal une belle paire de bas de fil qu'il portait dans sa poche, pour se chausser en arrivant au bourg, suivant la coutume morvandelle justifiée par le mauvais état des chemins.

En récompense de sa belle conduite Fraichot. ainsi se nommait notre héros, reçut pour lui et pour ses communs parsonniers le droit de mener paître leurs vaches dans la forêt de Thouleurs. et d'y prendre tout le bois dont ils auraient besoin, à la seule charge d'apporter au château chaque année, le premier janvier, à l'issue de la messe, douze bâtons de houx tous pareils, à crosse recourbée, écorcés à blanc et festonnés au fer chaud ; plus un treizième de même forme mais plus gros, pour mieux rappeler la crosse dont Fraichot s'était si bien servi. Les bâtons s'entassaient dans la vieille tour où probablement il en reste encore. Cette rente fut servie jusqu'en 1841. M. de Laferté acquit alors le domaine de Vanoise et la redevance s'éteignit en même temps que le droit d'usage.

Le manouvrier de Ripéroux ne fut point oublié ; désormais il posséda ses terres à titre d'entrage. moyennant cinq sous de cens annuel, une geline. un boisseau d'avoine et *un bas de lin*. La redevance convertie en une rente de trois francs est encore ponctuellement acquittée au premier janvier de chaque année.

Nous offrons ici l'expression de notre sincère gratitude à M. Bertrand de Laroche et à M. l'abbé Guillaumot de qui nous avons reçu des renseignements et des notes dont nous nous sommes grandement aidé.

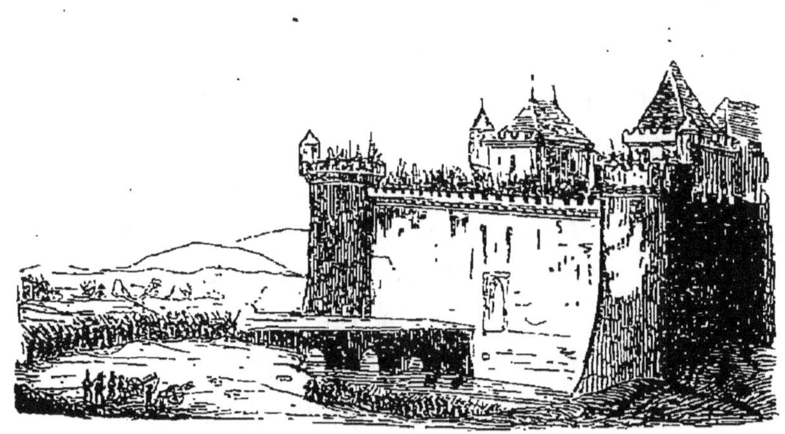

LUZY.

Non loin d'une antique voie détachée de l'artère principale qui mettait en communication Autun et Decize, à trente-quatre kilomètres d'Autun et 28 de Bourbon-Lancy, sur la route de Moulins à Bâle, on rencontre la petite ville de Luzy assise sur les bords de l'Halaine, autrefois Lausia ou Luzia, d'où son nom lui est venu.

Nous rapportons l'origine de Luzy au poste militaire primitivement établi en ce lieu situé au pied des montagnes, formant en quelque sorte entonnoir et abondamment pourvu d'eau, qui fut il y a vingt siècles, comme il l'est encore de nos jours, un passage très-fréquenté, une position stratégique importante.

Celtique ou romain le chemin primitif se retrouve au sud-est, près de Montarmin castel du quinzième siècle ; on a prétendu qu'il existait un pont sur l'Halaine à peu près à l'endroit où se voit le moulin.

Nous autorisant d'un très-ancien plan et malgré l'issue d'un procès célèbre dans la localité.

nous n'hésitons pas à placer un deuxième pont
dans Luzy même. Protégé par une tour devenue
plus tard bénéfice féodal sous le nom de fief de
Berthelon, ses abords sont actuellement repré-
sentés par la maison et par le jardin d'Amfre-
ville, à quelques mètres du pont-neuf.

Dès le sixième siècle un oratoire chrétien s'é-
levait à l'ouest de la rivière, sur l'emplacement
occupé plus tard par le prieuré de Saint-André
dont il ne reste qu'un haut pan de mur ; là,
chaque matin, venait prier un jeune gallo-
romain, dont la noble famille habitait une villa
à un mille de l'autre rive ; le pieux enfant devint
un saint et illustre évêque, l'église l'inscrit dans
ses diptyques sous le nom de Germain de Paris.

La baronnie de Luzy limitait la Bourgogne et
le Nivernais, son histoire se trouve mêlée à celle
des deux provinces ; mais ses archives ayant été
détruites en 1793, il est difficile de reconstituer
la liste des maîtres de cette seigneurie. Dom de
Vaines cite un traité conclu au douzième siècle
entre le roi de France et Jean de Choiseul ; le
souverain exigea la caution de trois seigneurs
du pays qui furent : Archambault de Bourbon,
Chauldron de Laferté et Gauthier de Luzy.

« M. l'abbé Baudiau a donné un article étendu

sur les barons de Luzy ; il nomme Pierre qui assista en 1146 à l'assemblée de Vezelay et partit l'année suivante avec sa femme et ses frères pour la Palestine.

« Pierre laissa une fille unique qui porta la terre de Luzy à Simon de Semur ; la fille de celui-ci épousa Jean Ier de Château-Villain, que ce mariage fit seigneur de Luzy et de Semur-en-Brionnais. »

Dans ses *documents inédits pour servir à l'histoire de Bourgogne*, M. Canat de Chizy, président de la société d'histoire et d'archéologie de Châlon-sur-Saône, mentionne les noms suivants :

Dalmace de Luzy en 1203 ;

Renaut fils du précédent ;

Sibille, fille de Renaut, femme d'Archambault de Charnoy, damoiseau, seigneur de Sigy en 1266.

Erigé en commune vers la fin du XIIIe siècle, Luzy, au siècle suivant, se clôt d'une enceinte fortifiée dont plusieurs tours sont encore debout.

Des Château-Villain Luzy vint à la maison de Champagne : vendue par décret dans les premières années du XVe siècle, la baronnie est adjugée à Bonne d'Artois, comtesse de Nevers, puis érigée par Charles de Bourgogne, fils de Bonne, en chatellenie incorporée au comté, plus tard duché de Nevers, dont elle fit partie jusqu'en 1789.

Les débris échappés aux ventes nationales furent recueillis par haut et puissant seigneur Casimir de Rochechouart, duc de Mortemart et de Nivernois, qui les aliéna vers l'année 1820.

Très-anciennement, Luzy possédait une maladrerie et un hospice ; ce dernier subsiste toujours, sa tenue ne laisse rien à désirer.

Outre six foires très-suivies, il se tient à Luzy, du 11 novembre au mercredi avant la mi-carême, des marchés hebdomadaires où se fait un grand commerce de gibier.

Le chemin de fer de Nevers à Chagny touche à notre petite ville, qui fonde de grandes espérances sur la station qu'on lui accorde : puisse cet espoir n'être jamais déçu !

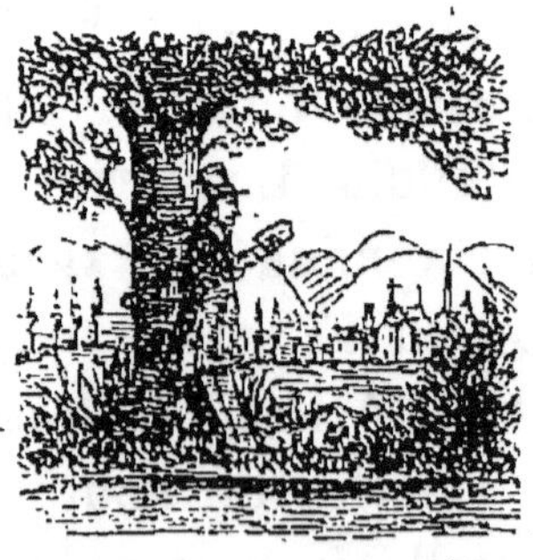

CHAPITRE VIII.

BEUVRAY.

Beuvray, c'est notre montagne sainte, la Bibracte des anciens jours, le sanctuaire primitif des dieux, des lois et des libertés du pays. Quiconque s'arrête sur notre rude granit entend tout d'abord parler de Beuvray ; quel touriste voudrait s'éloigner sans avoir visité la Gergovia morvandelle ?

Encore quelques années l'agriculture , l'industrie, les chemins de fer ces grands agents de l'activité moderne, auront emporté ce qui reste d'originalité au Morvan. Ces légendes que nous allons chercher dans les chaumières, elles seront oubliées ; nos vieux chemins étroits, encaissés , bordés de chataigniers séculaires, coupés par de joyeux ruisseaux, ils seront devenus des routes vicinales surveillées par M. l'agent-voyer et personne ne voudra s'en plaindre ; avec des voies meilleures et des champs mieux cultivés, le bœuf rouge bardé de blanc, cette race indigène à l'œil vif, au pied nerveux, à la corne acérée, qui se tirait des plus mauvais pas et vivait de peu, disparaîtra pour faire place au bœuf charolais ; la transformation est déjà commencée.

Nous aurions voulu montrer, au versant de nos montagnes, ces familles cantonnées depuis des siècles sur le même coin de terre ; ces maisons faites de troncs d'arbres à peine dégrossis qui rappellent l'habitation en pleine forêt, couvertes de chaume à la gauloison — *more gallico.* — Au cours de l'excursion nous aurions vu ces populations restées à demi sauvages, ces enfants qui s'enfuient à l'aspect d'un visage étranger, ces rudes travailleurs marchant armés du *Wouze* qui est le gœsum antique ; il nous eût été facile de démontrer combien sont vivantes encore les traditions du Clan. Si quelques personnes s'étant munies d'un guide, veulent gagner pédestrement le Beuvray par La Queuldre, le Niret,

Sanglier et la voie romaine, d'avance nous garantissons qu'elles ne regretteront point leur journée ; pour cette fois nous suivrons des sentiers plus frayés.

L'excursion au Beuvray est l'épisode capital d'une saison à St-Honoré. Il faut se pourvoir de voitures, songer aux provisions, l'air de la montagne aiguise l'appétit et l'on va passer douze heures hors de chez soi : ne point oublier les vêtements chauds pour le retour. Beuvray mesure huit cent dix mètres d'altitude, à cette élévation les soirées sont fraîches même au cœur de l'été.

Prévenu en temps utile , l'hôtel s'est chargé de trouver les véhicules indispensables, de fournir les comestibles et de les rendre à destination ; les dames comme toujours sont exactes au rendez-vous matinal ; le premier déjeûner est servi, précaution salutaire car on n'atteindra pas le plateau avant midi. Enfin, les attelages secouent leurs grelots, maître Cochet jure, nous partons.

A trois kilomètres de Saint-Honoré on traverse Préporché, dont le nom latin — *Petra* ou *pratum porcorum* — rappelle une ferme principalement destinée à l'éducation des *habillés de soies*, sauf votre respect.

Nous ignorons si cet utile établissement date de l'époque gallo-romaine, ou seulement des fondations faites par un seigneur nommé Odilon de Chevannes, dont le Gallia Christiana rapporte une charte de 966. Nous ne connaissons à Préporché même aucuns vestiges antiques, bien que ce soit une très-ancienne paroisse ; l'église datait du douzième siècle, autant qu'il est permis d'en juger par quelques restes du portail : brûlée par les protestants en 1570, pauvrement restaurée au retour de la paix, elle menace ruine.

Nous avons trouvé à Montgaudon hameau peu distant, dans les ruines d'un *columbarium,* une large patère posée sur trois pieds décorés de masques humains ; ce vase coulé en fonte de fer fort grossière, était rempli de cendre et d'ossements calcinés.

Villars (*Villare*), qui vient ensuite, marque l'emplacement d'une autre ferme, dont l'origine romaine est nettement accusée par les médailles et les débris d'ustensiles qu'on y découvre fréquemment.

Encore quelques centaines de mètres et l'on aperçoit le *Pas de Saint Martin* au-dessus de Brion, nom gaulois qui indique un passage sur la rivière ; il reste en effet des traces d'une antique voie au lieu dit : *les gouttes du pont.*

Quand saint Martin évangélisait le Morvan, cette montagne du Magny était entièrement boisée ; à son orient se dressait un rocher consacré de tout temps aux œuvres magiques.

Martin s'y rendit un jour d'assemblée et voulut prêcher, mais les païens ne consentirent point à l'entendre ; excités par leurs prêtres ils entassèrent des brassées de bois sec, criant qu'il fallait venger les dieux et brûler sur place le blasphémateur. Déjà les plus furieux avaient apporté des brandons, déjà la flamme et la fumée enveloppaient l'apôtre ; celui-ci frappant du pied le rocher, s'éleva dans les airs et disparut à la grande stupéfaction de l'assistance. Au même instant un grand vent rabattit les

flammes sur la forêt qui fut entièrement con-
sumée.

Là ne devait point se borner le miracle, les
premiers qui revinrent au rocher trouvèrent
la trace du saint profondément imprimée dans
le granit ; elle s'y voit encore aujourd'hui. Pour
le bois il repoussa avec le temps, dès lors on le
nomma Bos-Igny. Défunt monsieur le curé Blanc,
qui avait vu la chose dans les gros livres, assu-
rait que ces mots voulaient dire bois brûlé
(*Boscus-ignitus*).

Vénissien, village qu'on laisse sur la droite,
possède également de nombreuses ruines ; des
fouilles récentes ont fait reconnaître un vaste
édifice où la terre battue remplace le mortier
de chaux. Le toit semble s'être affaissé tout d'une
pièce, beaucoup de tuiles creuses ou à rebords
sont demeurées entières ; nous y avons trouvé
deux haches de pierre, les premières que nous
ayons rencontrées en Morvan.

Déjà nous avons nommé Onlay ; des travaux
exécutés dans l'église, à deux mètres au-dessous
du sol actuel, ont amené la découverte d'une
mosaïque à peu près intacte, elle n'a pas été
relevée ; des fragments de corniche et un beau
vase de marbre blanc gisaient derrière le chœur.

Non loin de la route jaillit une source thermale assez abondante.

Tard, à deux kilomètres au sud, appartint au XVIᵉ siècle à la maison de Jaucourt.

La tour de l'ouest servait de prêche et de sépulture aux protestants des environs ; Tard possède comme Onlay une source chaude.

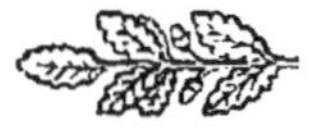

La commune de Villapourçon que nous abordons maintenant est une des plus considérables du Morvan, on la cite parmi celles qui ont le mieux conservé nos vieilles coutumes. En superficie elle dépasse 5,000 hectares, elle a 2,800 habitants disséminés dans un grand nombre de villages.

Villapourçon, le nom l'indique, rappelle comme Préporché une antique porcherie, annexée à de vastes constructions dont les ruines occupent plus d'un kilomètre en longueur entre les hameaux de Creuzot et de Changy. Fouillées très-superficiellement en 1842, on y trouva des tronçons de colonnes, des briques et des conduits d'hypocauste, des fragments de mosaïque, un lion de bronze... Les gens de l'endroit nomment leur chef-lieu Rapourçon, ce qui se rapproche assez du *villa Reporcono* de la charte déjà citée d'Odilon de Chevannes.

Sous la féodalité la ferme gallo-romaine était devenue un grand fief mouvant de Laroche-Milay ; le manoir situé à La Courbasse a complétement disparu.

Non loin de l'habitation qui lui a succédé, au bas du talus, à droite, cette paisible maison encadrée dans les aulnes, c'est le moulin de Fragny de tragique renom.

Parler de brigands sur cette belle route, dans une contrée si tranquille, c'est vouloir provoquer le sourire de l'incrédulité ; aussi bien l'événement remonte à la mauvaise année.

On était donc en 1817, aux premiers jours d'avril, déjà la famine sévissait ; le meunier, homme avisé, avait acheté des blés en temps opportun et réalisait de beaux bénéfices ; suivant la commune croyance son coffre renfermait de grosses sommes d'argent.

A quelques centaines de mètres du moulin, au coin d'un bois, en un lieu appelé Croix-des-Chênes-vau, huit hommes armés de massues se trouvaient réunis ; il pouvait être onze heures du soir, la neige commençait de tomber drue et grésillante. Le chef, on l'appelait Grand-Noël, donnait ses instructions : J'arrive de Château-Chinon, disait-il, j'y surveillais le meunier, il n'a fait aucun paiement, il a seulement acheté un couteau, voici les pareils ; nous avons toutes chances d'exécuter un beau coup. Maintenant écoutez bien : presque tous nous sommes connus au moulin, il faut donc que personne ne puisse témoigner contre nous..... un geste sinistre compléta cette péroraison.

Alors le plus jeune de la bande, un italien nommé Ignato, se leva et dit : je me suis engagé à voler, je ne tuerai point.

— Tu feras comme nous tous, ou tu mourras ici même et sur l'heure, choisis? L'italien réfléchit un instant et répondit : Marchons !

Quelques minutes plus tard on frappait à la porte du moulin.

Qui va là ? cria le meunier réveillé en sursaut.

— Des gens égarés ; il fait grand froid, la neige nous aveugle, ouvrez pour l'amour de Dieu.

— Les chemins ne sont pas nets ; en ce temps, et à pareille heure, on n'ouvre qu'aux amis.

— Ouvre donc alors et vitement, reprit un nouvel interlocuteur, c'est moi C... avec des camarades ; nous nous sommes un peu amusés à la foire, ne nous laisse pas geler plus longtemps.

Entendant une voix connue, le meunier se leva, jeta une poignée de paille dans l'âtre et tira le verrou. Comme il ouvrait la porte, deux gourdins s'abattirent sur lui et le renversèrent ; les bandits envahirent la maison.

Le fils du meunier s'élança au secours de son père ; la femme tenta vainement d'ouvrir une seconde porte et d'appeler de l'aide, en cet endroit veillait Ignato qui la repoussa rudement ; ce fut, dit-on, toute la part que l'italien prit au crime.

En un instant les trois malheureux tombèrent assommés ; dans une suprême convulsion le

meunier mordit un des assassins, l'étoffe du vêtement et un lambeau de chair furent retrouvés
entre ses machoires affreusement contractées.

Pour s'assurer si tous étaient bien morts on posa
leurs pieds nus sur les charbons du foyer. Un
jeune enfant qui dormait dans son berceau ne
fut point découvert, ou fut sciemment épargné ;
c'est le maître actuel du moulin.

Se croyant désormais assurés de l'impunité,
les bandits forcèrent les meubles et se mirent en
quête du trésor.

La porte avait été refermée, soudain elle s'a-
battit avec fracas ; un homme de haute taille, à
demi vêtu, s'élança dans la maison et fit feu sur
le miroir de la meunière, où se reflétait le visage
d'un des bandits ; renversant aussitôt la lampe
qu'ils avaient allumée, ceux-ci s'échappèrent à
la faveur des ténèbres.

Une jeune servante couchée dans le moulin
s'était glissée par le trou de l'arbre moteur ;
pieds nus, ruisselante d'une eau glacée elle était
accourue jeter l'alarme à la Courbasse, alors
habitée par la famille Dubosc de Neuilly. Victor
Dubosc, n'écoutant que son courage, avait de-
vancé le reste de la maison.

Le meunier ne donnait plus signe de vie ; la femme et le fils reprirent connaissance sous la terrible action des charbons ardents ; quelques minutes plus tard, ils eussent été impitoyablement égorgés ; l'un et l'autre guérirent.

Le gros de la bande avait fui vers les bois, un seul homme courait dans une autre direction ; la jeune servante nomma l'individu qui s'était fait reconnaître, la meunière et son fils le désignèrent également : des torches furent allumées, les empreintes laissées sur la neige conduisirent à la maison de C....

Sommé d'ouvrir et personne ne répondant, on força la porte , la femme C... déclara ne savoir où son mari se trouvait à cette heure ; au même instant une toux convulsive se fit entendre dans la cheminée, le coupable avait trahi sa retraite. Etouffé s'il persistait à demeurer dans son refuge, menacé d'une balle s'il tentait de s'échapper par les toits, force lui fut de se rendre à merci.

Les voisins accourus parlaient de justice sommaire ; C... implora la vie sauve, promettant de tout révéler. En effet, quelques heures plus tard, placé sous la main de la justice, il faisait connaître ses complices qui tous furent arrêtés.

Traduits devant une cour prévôtale présidée par le colonel comte Du Coët..., sept s'entendirent condamner au dernier supplice ; le délateur eut par grâce vingt ans de travaux forcés. L'exécution se fit à Château-Chinon, envahi ce jour-là par des foules immenses accourues de dix lieues à la ronde. Les mères avaient amené leurs enfants, et déjà la justice humaine était satisfaite, que la place où se dressait l'échafaud retentissait encore de lamentations prolongées. Bon nombre d'hommes actuellement âgés de cinquante à soixante ans, pourraient dire où et comment on leur grava le souvenir du crime et de l'expiation.

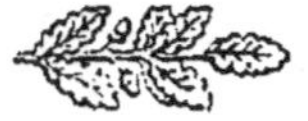

A Fragny commence une montée longue et rapide, le vrai Morvan avec ses cîmes arrondies et ses mille vallées qu'arrosent de frais ruisseaux. Les habitations sont rares sur cette route ouverte depuis quelques années seulement ; on trouve aux Bourbas une forge et une auberge exploitées par maître Paul, tavernier intègre autant qu'habile ouvrier ; le chemin de gauche conduit au bourg.

Villapourçon, qui compte à peine quarante feux, est bâti à la lisière d'une vaste forêt couronnée de hêtres séculaires appelés les *Fous de la Gravelle*. Altitude 633 mètres. L'église n'offre rien de curieux ; elle fut desservie jusqu'en 1823 par l'abbé Marceau, enfant du pays, entré dans les ordres longtemps avant la première révolution.

Vers 1787 par une froide nuit de décembre, comme il revenait d'assister un mourant, l'abbé trouva sur son chemin un nouveau-né enveloppé de misérables langes ; il le prit, le baptisa du nom de Jean de la Croix, en mémoire du lieu où l'enfant avait été rencontré et le fit élever.

Vingt ans plus tard, Jean partait pour l'armée ; il revint en 1814, vivant de son travail, et toujours bien vû à la cure.

Dans le courant de 1817 l'abbé Marceau âgé de 77 ans, riche de son patrimoine, habitant seul avec une vieille gouvernante, fut attaqué par les malfaiteurs qui infestaient alors le pays. L'un des bandits marchant droit au curé lui porta un coup de sabre sur la tête, la lame buta contre une poutre : vigoureux encore le vieillard saisit l'arme à deux mains, s'en rendit maître et se mit résolument en défense. Au premier moment la vieille servante avait fui vers le village, on accourait à ses cris, les voleurs déguerpirent au plus vite ; mais l'abbé avait cru reconnaître son agresseur, il dénonça Jean de la Croix ; la gouvernante confirma cet accablant témoignage. Jean ne sut ou ne voulut pas prouver un alibi qui, dit-on, eût compromis une autre personne ; condamné aux galères, bientôt il y mourut de chagrin, protestant de son innocence jusqu'au dernier soupir. Ces événements assombrirent l'existence du digne prêtre.

Plusieurs hameaux s'échelonnent dans la vallée au sud-ouest des Bourbas ; celui de Lachaux doit son nom à d'anciens fours découverts en ce lieu à diverses époques ; quelques-uns demeurés intacts ont fait connaître le mode de fabrication usité chez les gallo-romains. Ils creusaient une forme dans un pli de terrain, des couches alternatives de bois et de pierre calcaires y étaient entassées, puis on y mettait le feu et l'opération s'achevait d'elle-même.

D'autres fois la cuisson se faisait sur une surface plane, on se contentait alors d'élever autour des matériaux un rempart de terre battue ; tel était le four exhumé à Saint-Honoré, dans le jardin du chalet.

A Villapourçon on employait très-probablement les marbres de Champrobert, dont l'exploitation vient d'être reprise.

Les montagnes de la Ruchette et de Rosé recèlent d'immenses gisements de fer en roche actuellement exploité par le Creuzot, malgré les difficultés du transport ; le chemin de fer de Chagny passant à petite distance doit assurer prochainement de fructueux débouchés à cette branche de l'industrie Morvandelle.

La voie romaine de Beuvray à Decize par Saint-Honoré traversait Rosé tout près du Dolmen cité dans notre introduction.

La roche de Quartz qui le portait mesurait dix mètres de hauteur, le monument lui-même avait trois mètres d'élévation ; le centre de la table était percé d'un trou de dix centimètres. A droite et à gauche, au pied du rocher, s'ouvraient deux galeries dont le plafond était fait d'énormes troncs de chêne, devenus avec le temps noirs comme l'ébène. Malheureusement ces roches contenaient du fer, elles ont été sapées, brisées, le dolmen a partagé leur sort. Echappé par miracle aux proscriptions des Césars et au zèle des premiers chrétiens, il n'a pu trouver grâce devant les modernes utilitaires. Vandalisme en pure perte, les trois pierres du monument, amenées de loin sans doute, n'ont pas donné une parcelle de fer.

Leur origine au surplus est attestée par une légende ; la voici telle que nous la conta le Pierry du Gamby en descendant des écorceries, le jour des derniers votements.

Il y a longtemps de cela, on ne lisait pas encore l'évangile de Saint-Jean à la fin de la messe ; c'est pourquoi il courait du mauvais air beaucoup plus qu'aujourd'hui, quoi qu'il y en ait encore trop.

C'était par une belle nuit de mai, environ quatre heures après minuit : la *rougie* pointait vers le *Poiré au chien*, et Beuvray se dressait tout bleu à l'air du temps.

Sur la chelle à Berthaud (1) une *bonne dame* reposait, de blanc vêtue, un diamant au front, la baguette de queuldre à la main.

Le *Gros* vint à passer (2).

(1) *Chelle*, siége, chaise ; nom d'une pierre druidique.
(2) Au Morvan, on se garde autant que possible de prononcer le nom du diable, de peur de le voir appa-

— Salut à vous dame.

— À vous pareillement messire.

— Qui vous retient en ce lieu, à cette heure matinale ?

— Rien, l'œuvre de ma nuit est achevée, j'attends sur ce siége la première lueur du soleil pour retourner à l'autre vie. Mais vous, messire, qui vous appelle si matin, que portez-vous dans ce grand sac ?

— Presque rien, le petit Anséric, le beau page de la dame de Glenne, lequel m'appartenait en vertu de certain pacte dont l'épieu du châtelain à singulièrement avancé l'échéance ; la chasse a ses dangers.....

— Pauvre enfant !

— Vous vous intéressiez à lui ?

— Comme à tous ceux qui souffrent.

— Belle dame ?

— Messire !

— Un bon marché, voyez-vous ces trois quartiers de roche ?

— Parfaitement.

— Portez-les à Rosé, dressez pour moi un siége pareil au vôtre ; que tout soit achevé au

raître ; le *gros*, l'*autre*, le *petit*, le *vilain*, s'emploient comme synonymes.

premier rayon du soleil, Anséric vous appartient.

— Tope ! marché conclu.

L'*autre* mit sa griffe noire dans la blanche
main de la dame, celle-ci descendit de sa chelle,
où le *Peût* s'installa tout à son aise en riant
sournoisement. Bon, disait-il en soi-même, j'aurai une fameuse chelle qui ne me coûtera guères
et le petit Anséric par-dessus le marché. Pour
charrier ces trois blocs il faut à la chère dame
trois voyages, avant la fin du second le soleil
aura lui.

Mais la bonne fée étalant son devantier y posa
le plus gros roc, puis saisit à belles dents le bord
de l'étoffe ; plaçant ensuite un quartier sous
chacun de ses bras, d'un seul bond elle s'envint
en Rosé. Un coup de baguette acheva la besogne ; le *vilain* n'y vit que du feu.

Quand la dame réclama salaire maître Gonin
voulut chicaner, parla de monter à Château-
Chinon, d'en causer à maître Clairchant , de
demander expertise.... Mais le premier rayon
dardait sur la chelle à Berthaud, le diable, car
c'était lui, bon Dieu me pardonne, laissa tomber
son sac et disparut en grondant.

Alors la dame s'élevant dans l'air, où son

diamant traçait comme une raie de feu, vint déposer la pauvre âme à la porte du paradis ; et il fut pardonné à Anséric parce qu'il avait beaucoup aimé.

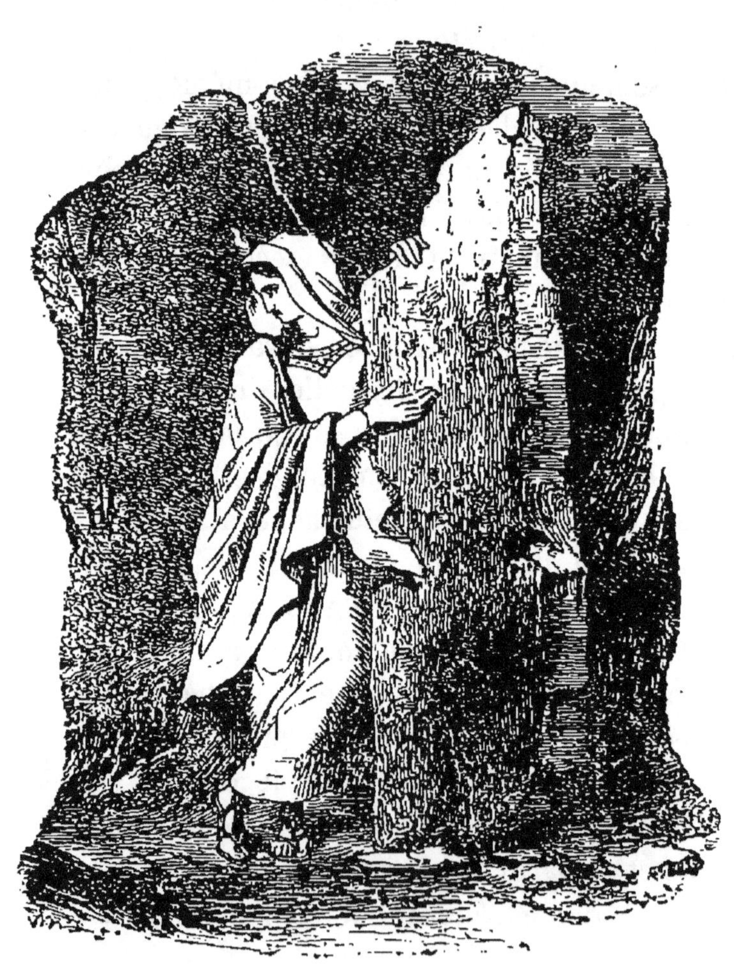

Rangère, Dragne, sont deux humbles hameaux qui n'offrent aucune particularité remarquable ; le premier a donné son nom à une famille encore existante, la rivière de Dragne a reçu le sien du second.

L'auberge du Puy construite au point de partage des routes de Moulins-Engilbert à Autun et de Château-Chinon à Luzy est souvent, en hiver, d'un grand secours aux voyageurs peu familiarisés avec nos *ravousses*, (amas de neige chassée par le vent qui s'élèvent parfois à plusieurs mètres de hauteur). Tout près de là, un gisement de marbre blanc fourvoyé dans le granit appelle l'attention du géologue.

A l'Eschenault il faut changer de véhicules et prendre des voitures à bœufs; le prix ordinaire est de six francs par attelage. Tandis qu'on les prépare, donnons un coup-d'œil au bourg de Glux-en-Glenne, vieille paroisse dont le nom demi-celtique peut se traduire par *la vallée creuse*, ou l'Eschenault.

Sur le territoire de Glux, près du hameau des Lamberts, une modeste fontaine, l'Ycauna celtique, donne naissance à la rivière d'Yonne ;

bientôt recueillie dans un vaste étang elle aide au flottage des bois destinés à l'approvisionnement de Paris.

A Lachaize , il existe une mine de plomb argentifère qui n'est pas exploitée ; Argentol, autre localité voisine semble rappeller l'existence du même minerai.

Le plateau de Beuvray, où nous allons monter, dépend en partie de la commune de Glux. A l'entrée du bois deux chemins se présentent, celui de gauche un peu plus long est aussi plus accessible aux charrettes ; nous avons enlevé l'écorce des arbres qui forment l'angle de cette *sarrère*, à l'intention des touristes qui voudraient partir en avant des attelages. Quelques personnes font pédestrement toute l'ascension qui demande environ une heure de marche, il faut alors suivre la voie romaine facilement reconnaissable, et visiter en passant la pierre de la Wouavre. C'est un rocher long de dix mètres, haut de quatre, sur pareille épaisseur ; il se dresse à gauche de la voie, l'esplanade qui l'entoure est taillée de main d'homme.

Une Wivre, (Wouavre en idiome morvandeau)

veille sur ce peulven et garde les trésors enfouis à sa base ; dans les chaudes nuits d'été des lueurs subites illuminent la montagne, ce sont les feux du diamant qui brille au front du serpent couronné.

Tous les ans, au jour de la Pentecôte, à l'heure du Dieu-levé le rocher s'ouvre, les richesses qu'il recèle sont offertes à tout venant ; seulement au dernier mot de la consécration le caveau se referme, malheur à l'imprudent attardé dans ses profondeurs !

Plusieurs y sont allés ; un seul, un innocent devant Dieu, a revu le monde des vivants.

Coly de l'Eschenault avait épousé la Jeanne-du-Bard-de-la-Croix-du-Rebout ; bon courage et bons bras c'était tout l'avoir du ménage, quand on la porte honnêtememt pauvreté n'est pas vice.

Ils vivaient de leur labeur quotidien, un bel enfant gazouillait au seuil de la maisonnette, ils s'estimaient heureux autant que M. Marceau, le seigneur de Glux : contentement passe richesse, hélas ! ils comptaient sans la famine. Vint un temps où le blé qui valait quinze sous l'année d'avant, se vendit une demi-pistole la coupée, mesure de la Roche, et Coly gagnait douze sous par jour ! On avait un porc, une chèvre blanche la joie de l'enfant, on vendit le porc et la chèvre blanche mais l'argent ne dura guère. Coly se tuait à la peine, vivant au bois de faînes et de racines sauvages ; le soir, au retour, Jeanne lui présentait un peu de bouillie de sarrazin ou d'avoine ; garde cela pour toi et pour l'enfant, disait-il, j'ai soupé au chantier. A la fin le mal fut le plus fort, Coly pris de mauvaises fièvres à la chandeleur où le temps est si humide, mourut chrétiennement aux premiers jours de Mai.

De ce moment les gens du voisinage se mirent à la gêne pour assister l'orphelin et la veuve, le travail d'une femme est si peu de chose : Jeanne pleurait en son cœur, se voyant à la charge des pauvres affamés.

La nuit avant la Pentecôte elle eut une vision : Elle rêva d'une belle dame assise sur la pierre de la Wouavre, lui montrant du doigt la grotte ouverte, et tout au fond de l'or, de l'argent à mesurer au boisseau. Jeanne s'éveilla en grand émoi : J'irai, se dit-elle ; une autre mieux avisée eût premièrement consulté M. le curé ; elle ne croyait point pécher.

Prenant donc l'enfant dans ses bras et s'acheminant au plus court par la come de l'écluse, elle atteignit la pierre au dernier coup de la messe. Tirant alors son chapelet, elle en baisa la croix et se mit à prier dévotement. Mais l'air était pesant, le temps tournait à l'orage, Jeanne avait porté l'enfant d'une seule traite depuis le village jusqu'à la pierre, petit fardeau pèse à long chemin ; au troisième pater elle s'endormit. Le petit allait et venait, cueillant le pain-d'oiseau dans les fentes du rocher.

Au bourg de Glux les cloches sonnèrent à toute volée, les fronts s'inclinèrent, le prêtre prosterné éleva l'hostie sainte........ Jeanne avait respiré *le mauvais air*, elle ne s'éveilla point. Un cri vint la frapper au cœur : l'enfant s'était avancé dans la caverne béante, oh malheur ! le rocher se refermait sur lui. Jeanne pleura tout le jour, la tête appuyée contre la pierre dure ; le soir elle fut prise d'une mortelle angoisse : l'enfant devait avoir faim ! Alors elle redescendit à l'Eschenault, demanda par charité un peu de lait et revint le verser dans la fente du rocher.

Elle ne voulut plus quitter cette place qui enfermait tout son amour. Les bonnes gens lui bâtirent une loge, tour à tour chaque domaine envoya du lait pour l'enfant, des aliments pour la mère ; les dames de Concley, cette maison fut de tout temps charitable, fournirent de l'œuvre à sa quenouille : Dieu donna une abondante moisson....

Jeanne vécut ainsi toute une longue année ; partagée entre le regret de celui qui n'était plus et sa tendresse pour l'enfant dont elle croyait entendre la douce voix en se penchant sur la pierre.

Elle pleurait souvent, Dieu seul eût compté ses larmes ; à la longue elles emplirent un creux du rocher, qui depuis n'a jamais tari.

Cependant la Pentecôte revint, Jeanne cette fois n'eut garde de s'endormir : l'œil ardent, l'oreille au guet, quand le rocher s'ouvrit elle entra résolument dans la caverne. Foulant sans les voir les richesses amoncelées à ses pieds elle marcha droit à l'enfant, le prit et se sauva comme si elle l'eût volé..... Un peu plus tard, quelques fidèles étant encore dans l'église, une femme haletante mais radieuse s'y précipita, pressant dans ses bras un objet immobile recouvert d'une capulette de bure. Le bon abbé Berthaud la reconnut : Jeanne, Jeanne d'où te vient tant de joie, as-tu donc trouvé le trésor ? soulevant alors l'étoffe qui cachait l'enfant endormi, le voici : répondit-elle.

L'an dernier, à la suite d'une longue sécheresse, en compagnie de notre cher docteur Collin, nous visitions la pierre de la Wouavre : la fontaine des larmes était pleine d'une eau froide, limpide et amère.

Au point de rencontre du chemin de l'écluse et de celui de la Come-Chaudron, le sol est jonché de poteries ; à gauche, le long de la haie, se voit un ancien mur ; un peu plus haut en tournant à droite, on arrive à la fontaine Saint-Pierre, la plus abondante de celles qui descendent du plateau : le droit chemin conduit à la Terrasse et à la croix du bon Saint-Martin.

Nous sommes maintenant au cœur de l'oppidum Eduen, attribution contestée, nous le savons, mais par des gens qui écrivaient à distance ; question reprise il y a quinze ans et soigneusement élucidée par M. Bulliot, dont un nouveau travail, *La cité Gauloise*, est appelé, croyons-nous, à lever les derniers doutes des archéologues.

Nous possédons ici des trésors ; veillons sur eux, de peur qu'on ne nous baffoue après nous avoir dépouillés.

En écrivant ce mot Oppidum, nous n'entendons nullement parler d'une ville taillée sur le patron d'un camp romain, possédant enceinte carrée avec tours et murailles, portes monumentales, prétoire, théâtre, temples et palais. Cette ville, que nous appellerons si l'on veut la cité des civilisés, elle exista sur les rives de l'Arroux, elle devint opulente sous le patronage des Césars, elle s'appela Augustodunum, nous la retrouvons dans Autun.

Au Beuvray, il s'agit uniquement de l'enceinte de guerre de la peuplade primitive, située comme toutes ses sœurs au sommet d'une montagne dont elle suit les contours, utilisant les défenses naturelles, y suppléant ou les doublant au besoin par des entassements d'arbres et de rochers, par des escarpements qui attestent un immense déploiement de force, mais en même temps l'absence des règles de castramétation usitées chez les peuples plus avancés.

A des époques fixes, les clans des alentours

venaient au Beuvray rendre hommage à la divinité, traiter des affaires du pays et d'intérêts privés, vendre leurs produits et se procurer ceux
dont la contrée était dépourvue. Il s'y voyait
plusieurs lieux vénérés, une enceinte où les chefs
tenaient conseil, des parcs, quelques grossiers
abris pour les forains, et çà et là des groupes
d'habitations, disséminés au gré des premiers
occupants. C'était tout et c'était assez. Les Druides vivant au plus profond des forêts n'appa-
raissaient qu'aux fêtes solennelles; après le conseil, après les heures consacrées aux échanges et
aux divertissements guerriers, les chefs du pays,
les markis, retournaient à leurs résidences ha-
bituelles; porchers et laboureurs regagnaient
ceux-ci les espaces découverts (campestria loca)
et les rivières bordées de prairies, ceux-là les
grands bois où leurs troupeaux s'engraissaient
de glands, de faînes et de châtaignes.

Quand s'élevaient des bruits de guerre, les
clans se rapprochaient de l'oppidum, emportant
leurs provisions et chassant devant eux les troupeaux; les charriots suivaient sous le fourré ces
vieux chemins celtiques encore reconnaissables,
où les roues de bois, à la longue, ont creusé une
ornière dans le granit. Les habitations, simples

huttes faites de troncs d'arbres et de gazon, dont les matériaux se retrouvaient toujours sous la main, étaient laissées à la discrétion de l'ennemi.

Les commentaires nous apprenent que César détruisait tout sur son passage ; ses lieutetants reconnaissaient son approche à la fumée des incendies. Nous avons vu quelque part *Incendium* traduit par *feu de Bivouac*, c'est une politesse : à nous, enfants du sol, fils des vaincus, il est permis d'appeler les choses par leur nom.

Dans ces retraites vers l'oppidum, chacun campait à sa guise, qui dans les clairières si sa richesse consistait en troupeaux, qui aux abords des portes s'il amenait des charriots chargés de denrées; on s'enfermait dans l'enceinte quand l'approche immédiate de l'ennemi et le retour des guerriers ne laissait plus de trève. Tous alors prenaient part à la défense ; une fois de plus glorifions ici la vaillance dont nos braves mères firent preuve en mainte occasion.

Dans les querelles des peuplades entre elles, les assaillants vivant sur le pays ne pouvaient tenir longtemps la campagne ; autrement les

populations agglomérées dans l'oppidum se seraient vues promptement réduites aux dernières
extrémités ; c'est ce qui arriva quand César,
suivi d'approvisionnements réguliers , enferma
les gaulois dans des lignes de contrevallation
comme à Alise, ou les prit par la soif comme
à Uxellodunum.

On vient de voir ce que pouvait être l'oppidum
en temps de guerre, il est non moins facile de se
représenter une assemblée pacifique au Beuvray
vers l'époque de la conquête.

Les produits du Midi, les vins, les huiles, les
brillantes étoffes, les fruits secs, les poissons sa-
lés, les verroteries, les ornements d'or et de bronze,
amenés par les nautes du Rhône et de la Saône,
ont acquitté les péages au port de Cabillo (Châlon); puis, chargés sur les charriots tressés de
branchages (bennæ) des gallvachers, ils sont
venus prendre place sous les abris du plateau.
Les rudes forgerons du Berry étalent les produits de leur industrie, les sauniers de Séquanie
ont apporté le sel qui servira à préparer du lard
qu'on acheminera vers des régions plus chaudes,
qui ne sauraient l'accommoder avec le même
succès ; ici des jougs, des cuirs tannés, partout

des poteries destinées à tous les usages. Les jarres pleines d'eau circulent incessamment, transportées au moyen de deux bâtons passés dans leur robustes anses. Les bouviers se tiennent à portée des sources et des herbages; non loin d'eux voici les porchers, coiffés du bonnet de fourrure, appuyés sur le redoutable gesum, l'arme gauloise à lame ondulée qui se voit toujours aux mains de nos gardes ruraux, et dont le nom (géson) désigne encore dans nos campagnes l'aiguillon de l'abeille et le dard du serpent.

Autour du troupeau veillent les chiens fidèles, ces grands vautraits qui se mesurent avec le loup et qui attaquent l'homme suivant l'occasion.

On placera si l'on veut l'assemblée des chefs à la pierre de la Wivre, les cérémonies religieuses au dolmen de la Pierre-Salvée (soulevée). Le Parc aux chevaux renferme ces magnifiques coursiers si recherchés des riches gaulois; ici s'organisent les défis à la course, les combats simulés qui trop souvent dégénèrent en luttes mortelles. A la fontaine des Maîres se pressent les nourrices; les jeunes filles attachent des baguettes de coudrier et des tresses rouges au tronc du chêne

sacré, ornent ses branches de guirlandes pré-
misses du printemps, et dansent joyeusement
sous le renaissant ombrage.

Cependant César a passé ; un camp romain
commande maintenant à l'oppidum ; la ville
d'Auguste est la capitale officielle du pays Eduen
fondu dans la province lyonnaise ; les dieux de
Rome triomphent, le culte national est proscrit ;
mais les populations n'ont point oublié le chemin
de la montagne.

Encore trois siècles et cette grande puissance
romaine a vieilli et s'affaisse ; saint Martin monte
au Beuvray en 376, y plante la croix au péril
de sa vie, preuve que le christianisme apporté
par Andochius avait fait peu de progrès hors des
murs d'Augustodunum depuis le temps des
Antonins.

Les barbares arrivent à leur tour, l'ère romaine
finit, le moyen-âge commence ; Beuvray voit
toujours les peuples du Morvan, fidèles à leurs
traditions, envahir périodiquement l'antique enceinte. Seulement ce sont les barons de Laroche-
Milay qui parlent en maîtres, prélèvent des

droits et des fermages, passent la revue solennelle et en armes de leurs nombreux vassaux.

Le temple purifié est devenu un oratoire, la croix règne, la fontaine des déesses Maîres désormais est placée sous l'invocation de saint Martin, dont la mémoire a grandi d'âge en âge.

Venez au Beuvray un premier mercredi de mai, vous y retrouverez les mêmes foules, les mêmes offrandes, et toujours les jeunes filles attachant des baguettes, enroulant des guirlandes autour de la croix qui remplace le chêne sacré.

Mais ne dites point à l'homme du Morvan que ces mouvements de terrain, que ces longues tranchées sont des accidents naturels ; il se prendrait à sourire, et frappant le sol de son bâton de mêlier ou de sa pique, il vous répondrait : Autun fut là !

Ici les grandes portes qui tournaient sur leurs gonds avec un bruit tel qu'il s'entendait de Nevers ; là-bas le couvent et la muraille des romains.

Dans les nuits sombres on entend des cris de guerre et des roulements de charriots, les commandements des chefs et le froissement des épées ;

ce sont nos pères qui reviennent disputer leur terre aux soldats trépassés du César.

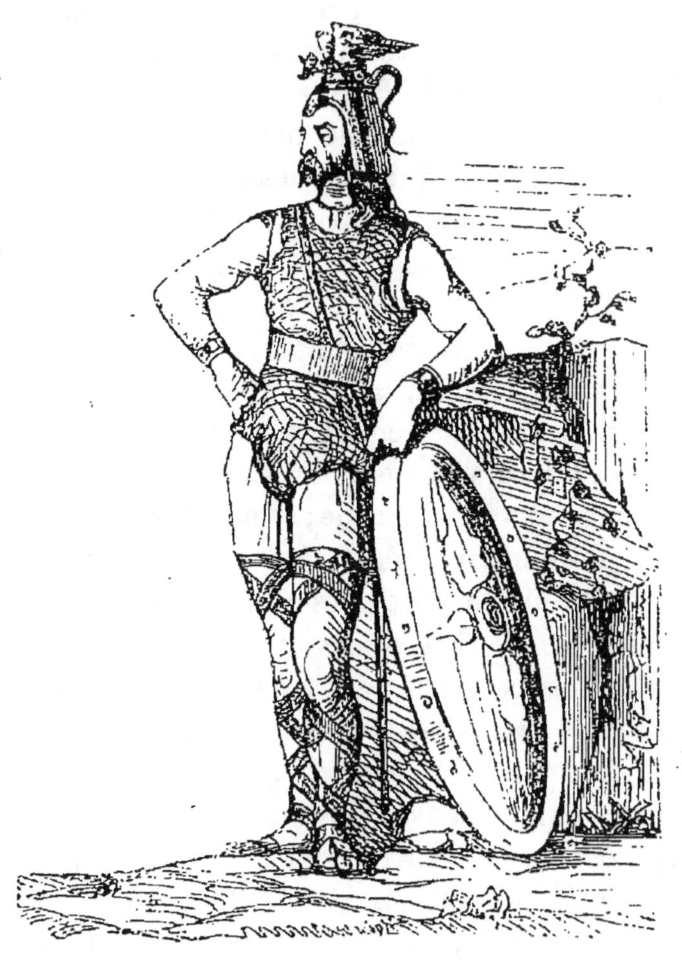

M. Bulliot a bien voulu mettre à notre disposition le manuscrit de son nouveau travail sur Bibracte, nous en avons usé à discrétion, et nous reproduisons textuellement le chapitre suivant qui traite des fortifications de l'oppidum.

Les fortifications du Beuvray ont un caractère tranché qui les distingue de toutes les autres.

Elles embrassent quatre plateaux, de hauteur et d'étendue diverses, et suivent les contours saillants ou rentrants de la montagne. L'espace compris dans leur périmètre renferme, en y comprenant les terrassements, une superficie de cent vingt-deux hectares, dont vingt-huit en plateaux et le surplus en pentes plus ou moins inclinées. L'escarpement est taillé de main d'homme dans la montagne ; sa hauteur varie de huit à treize mètres ; mais au-dessous de lui la raideur naturelle des pentes rend l'accès à peu près impossible. Les pluies et les alluvions ont sur plusieurs points dégradé ces travaux ; on peut néanmoins les suivre facilement à l'aide d'un guide du pays. De distance en distance, des rampes d'une déclivité prononcée conduisent hors de l'enceinte, sur de petites esplanades destinées probablement aux postes chargés de défendre les entrées ; on s'aperçoit alors que l'escarpement principal d'où l'on est sorti continue dans sa première direction dominant partout les déclivités. Cette disposition permettait de couvrir d'autant plus facilement les abords, que les chemins se dirigeaient presque tous de manière à ce que l'assaillant qui portait toujours le bouclier au bras gauche présentât le flanc droit découvert. Sur plusieurs points, la ligne des terrassements est double ou triple ; soit qu'on ait voulu la renforcer, soit qu'on ait voulu placer sur ces nivellements des tentes ou des habitations. La plus grande largeur du terre-plain du retranchement était de dix mètres. C'est sur l'arète extérieure de ce terre-plain qu'a dû exister la muraille gauloise en terre et en bois. On trouve, en suivant le bord, sur d'assez longs espaces, une traînée de pierre à peu près semblable à celle qu'on observe à Gergovie et à Rome-Château : c'est un dernier vestige de la muraille. Si on donne à cette muraille la largeur admise de deux mètres, il en restait six à huit pour le chemin.

Sur les pentes très-abruptes, le terrassement a moins de largeur par suite de l'absence de chemin de ronde. Son élévation variait également suivant l'importance des lieux, étant parfois de dix à quinze mètres, et d'autres fois ne formant qu'une simple assise pour la muraille.

Il est à croire qu'Auguste ne laissa pas subsister ces grands refuges dans lesquels les populations pouvaient se retrancher ; d'un autre côté, l'occupation de points aussi élevés n'entrait pas dans les habitudes romaines.

La politique impériale tendait à attirer les populations dans les plaines où l'agriculture et le commerce devaient les fixer, et modifier à la longue ce caractère versatile et inflammable qui autrefois avait compromis si souvent la tranquillité du pays.

Plus tard, lorsque le christianisme fut devenu religion d'état, le plateau du Beuvray, comprenant toute l'enceinte gauloise, fut donné à l'abbaye de Saint-Simphorien d'Autun, dont la dotation par l'évêque d'Ansbert date du XIIe siècle. Les retranchements dans les titres de cette abbaye, et dans un terrier de la chapelle de Beu. vray, écrit au XVe siècle, sont désignés sous le nom de *fossés du Beuvray*, nom qu'ils conservent encore aujourd'hui. Un ancien plan de l'enceinte, qu'on garde au château de Glux, comparé à celui qu'a fait dresser la Société Eduenne en

1855, présente avec ce dernier la plus complète identité.

La difficulté d'embrasser simultanément les plateaux inférieurs, avait fait établir ou ménager sur chacun d'eux un point culminant. Cette espèce de redoute était disposée de manière à laisser plonger la vue sur les vallées et sur les voies. Ainsi, par exemple, le tertre de la pierre de la Wivre, dont le retranchement à dix à quinze mètres de hauteur, dominait la vallée de l'Ecluse et le versant de l'Eschenault; le tertre de la *pierre Salvée* domine une grande courbe comprise entre le ruisseau de l'Ecluse et celui de la fontaine Saint-Pierre.

Un retranchement spécial, partant du *Theureau de la Roche* au nord, semble diviser l'enceinte générale en deux portions, et aboutit à la *Comme-Chaudron*, dans la direction de Saint-Léger. Au-dessus de la vallée de ce nom et du retranchement dont nous venons de parler, le plateau de la Chaume, regardant Autun, s'allonge vers la partie orientale, semblable à une large chaussée qui paraît occuper le point culminant du Beuvray.

Le dernier ouvrage et le mieux conservé porte aujourd'hui le nom de *Terrasse*, à l'extrémité

méridionale du plateau de la Chaume; si les
troupes romaines ont mis la main aux travaux
du Beuvray, c'est sur ce point seulement. La
Terrasse, par sa régularité, et surtout par son
fossé dont la terre est relevée intérieurement,
contraste avec les ouvrages gaulois. Il est naturel
d'admettre qu'une légion hivernant à Bibracte
ait senti la nécessité de se créer, dans cette vaste
enceinte, une sorte de citadelle qui commandât
les voies. Cet espace retranché, représentant à
peine un carré de quatre-vingts mètres de côté,
n'est au surplus qu'un accident dans la superficie de l'oppidum dont il n'occupe pas la cen-
tième partie ; une levée parfaitement reconnaissable indique qu'il était séparé, au nord, du
plateau de la Chaume par une muraille.

La terrasse, scrupuleusement orientée, présente une surface plane coupée en ligne droite
au couchant et légèrement arrondie sur le reste
de son pourtour. Elle était entourée au sud et à
l'ouest d'un *vallum* dont la terre formait parapet
à l'intérieur.

Au-dessous de ce fossé, trois lignes concen-
triques de terrassements étagés descendaient
jusqu'à la circonvallation générale ; au midi elles

ont résisté sur quelques points aux labourages et aux pluies torrentielles du climat.

Une grande voie large de dix mètres coupait l'oppidum, du nord au sud, dans toute sa longueur. Elle gravit les flancs de la montagne sur le territoire de la Roche-Milay, traverse les retranchements à l'angle sud et longe la terrasse, en laissant à droite la croix de Saint-Martin.

Une ruine circulaire dont la muraille a plus d'un mètre d'épaisseur la couvrait de ce côté. Aux trois quarts de son parcours, à l'intersection de la vallée de l'Ecluse et de celle de la Comme-Chaudron, elle se divise en deux branches dont l'une gagne la croix du *Rebout* au nord-est, dans la direction de l'Eschenaut et l'autre descend par la vallée de l'Ecluse au nord-ouest, entre la pierre de la Wivre et la pierre Salvée. Deux autres embranchements se rattachent à cette voie principale à l'ouest et au sud, en passant dans le fossé ouest de la terrasse.

Cette dernière occupe ainsi le point de raccord des voies et les protége sur toutes ses faces. Celle qui descend dans la direction du hameau de Petiton sort de l'enceinte au lieu dit : *les Grandes-Portes*, elle paraît se détacher au-dessous de la terrasse d'une autre branche nommée *Chemin du Mois*, qui coupe le retranchement au sud.

Près de la Fontaine Grenouillat, au pied du terrassement intérieur qui du Theurau de la Roche gagne la Comme-Chaudron, une sixième voie se dirige vers Saint-Léger, à l'est ; la septième passe sous la fontaine Saint-Martin. Divers autres tronçons se reconnaissent sur les flancs de la montagne ; tous sont empierrés avec soin et ont généralement résisté aux eaux. La chaussée, au sortir du plateau de la Chaume, forme une voie empierrée d'un mètre d'épaisseur.

Nous allons maintenant dire quelques mots des fouilles récentes du Beuvray.

Ces fouilles exécutées par ordre de l'Empereur, sous la direction de M. Garenne, n'ont pas été poussées assez loin pour qu'on en puisse tirer des conclusions importantes ; il en résulte toutefois pour nous cette conviction que tous les ouvrages mis à jour sont gaulois. Les maisons sont généralement rondes, conformément à la description donnée par Strabon ; la base seule était peut-être en pierres, le reste était en bois, car on trouve à l'intérieur une grande quantité de clous indiquant l'emploi des planches et des madriers. Le quartier exploré autour du *Theu-*

rau de la Roche occupait une esplanade très-régulière.

Les habitations sont serrées les unes auprès des autres, dans le but d'économiser l'espace. Elles ne sont pas romaines, car les murs romains, à Autun comme partout, se composent d'une masse de mortier dans lequel on jetait le moëllon pêle-mêle ; le revêtement seul était établi par assises régulières. Au Beuvray les constructions sont sans mortier, sans revêtement ; les pierres n'ont subi aucune taille, aucune préparation ; elles sont enchassées par leurs angles les unes dans les autres, avec assez de soin, comme les murs pélasgiques, à la différence qu'au lieu de grands blocs, il ne s'agit ici que de menus moellons.

Ce genre de construction devait opérer une forte poussée sur les angles, et cet inconvénient a dû contribuer à propager la forme ronde dans laquelle toutes les pierres se prêtent un mutuel appui. Quoique ces murailles soient sans mortier elles sont revêtues à l'intérieur d'un enduit de chaux blanche et de gros sable, n'ayant aucune analogie de fabrication avec les enduits romains.

L'aire est pavée de grandes briques épaisses

de sept à huit millimètres, dont quelques-unes avaient près d'un mètre de long. Ces briques, d'une nature défectueuse, se sont désagrégées presque partout et ont laissé à leur place une couche de sable rouge : le foyer était placé au centre. Généralement en Gaule les toitures étaient de chaume ; contrairement à cet usage et par une sorte de progrès, au Beuvray ces maisons étaient couvertes en tuiles de même forme que celles des Romains, mais d'une fabrication moins solide ; le sol en est jonché ; comme elles occupent la couche superficielle, on doit supposer qu'après la conquête romaine les habitudes de la population restée dans l'oppidum se modifièrent sur ce point. A Gergovie les tuiles à rebords sont aussi abondantes qu'au Beuvray. Toutes les constructions sont très-petites et les enduits intérieurs blancs comme à Gergovie.

Il serait hasardeux, nous le répétons, de ne pas faire de réserves touchant l'âge de certains objets avant d'avoir grand nombre de pièces de comparaison ; les oppidum, on le comprend, n'ont pas été évacués en quelques heures, les époques subséquentes ont pu y laisser leur empreinte.

La seule médaille trouvée dans les déblais qui nous soit tombée sous les yeux était gauloise, au type attribué par M. de Saulcy à la ligue des Eduens et des Séquanes contre Arioviste, et contemporaine de la première campagne de César. Précédemment on avait découvert une certaine quantité d'autres médailles gauloises dont la majeure partie a été recueillie par les archéologues de la Nièvre ; en même temps furent exhumées quelques statuettes dont l'une représentait un sanglier. Un grand mur, d'un mètre au moins de large, sur trois mètres de hauteur qui semblait destiné à soutenir une terrasse, a été déchaussé sur quelques mètres de long, il était entièrement enfoui sous les terres, d'autres murailles s'y rattachent à angle droit ; mais le déblai est trop peu avancé pour qu'on puisse s'assurer si elles appartenaient à des contreforts, ou bien à des habitations dont on serait peut-être autorisé à supposer l'existence, vu qu'on a découvert au pied du mur des fragments de moulins à bras.

La structure est soignée, les pierres sont agencées avec une régularité remarquable ; ce point

est assurément l'un des plus intéressants du
Beuvray. Les matériaux reconnus jusqu'ici pro-
viennent tous du corps de la montagne. On assure que les domaines voisins pendant longtemps
ont fait une carrière de ces constructions.

Sur beaucoup d'autres emplacements on a retrouvé de petites maisons comme au *Theurau de
la Roche* ; le nombre dépasse cinquante à soixante,
quoique on n'ait dépensé que 185 francs dans
les fouilles.

Ces habitations étaient distribuées par groupes,
situées à des hauteurs inégales et superposées
par étages ; vu du pied de la montagne, leur ensemble ne devait manquer ni de variété ni même
d'une certaine grandeur. En considérant de la
route actuelle d'Autun à Moulins-Engilbert, le
développement du terre-plain qui portait la muraille et les terrasses habitées sur la pente occi-
dentale, l'expression de César, *Oppidum longe
maximum* se présente naturellement à l'esprit.

Les mouvements de terrain et les substructions apparentes permettent d'espérer d'importantes découvertes, néanmoins tout donne à
croire qu'il devait rester dans l'enceinte de
grands espaces vides, comme il en existait d'ail-

leurs dans tous les oppidum, pour les retrayants et les animaux.

Ces vides se couvraient au besoin de constructions légères ; en retrouvant au moyen-âge les tentes dressées sur le cimetière, les *grandes loiges de Beuvray*, vastes hangars à demeure fixe, sous lesquels s'abritaient les marchands à la foire du premier mercredi de mai, et qui restaient déserts le reste de l'année, l'on se demande si ce mode de construction rudimentaire n'était pas une tradition gauloise, rappelant les abris temporaires des oppidum.

L'existence de la population de Bibracte comme celle des autres populations celtiques était des plus simples. La parcimonie des Gaulois de la basse classe était proverbiale, au dire de Diodore de Sicile, et les mœurs de certains villages du Morvan ont plus d'analogie que nous ne le pensons avec celles que nous révèlent les maisons de Bibracte.

Suivant Diodore et Strabon, les Gaulois couchaient à terre ou sur des peaux de chiens et de loups ; ils prenaient, assis sur des bottes de paille, un repas qui consistait d'ordinaire en laitage et en chair de porc fraiche ou salée.

Les seuls objets qu'on rencontre dans leurs

demeures, sont des tessons de poteries usuelles, noires, rouges ou blanches mais toujours grossières.

On n'y a pas trouvé un seul fragment de ces poteries artistiques par leur forme ou par les figures dont elles sont ornées, qui sortent à chaque coup de pioche du sol des villes gallo-romaines.

C'étaient des vases destinés à contenir l'huile et l'eau, des écuelles noires usitées encore en Morvan, des bures avec un diaphragme troué pour plonger dans les fontaines et retirer l'eau filtrée ; enfin des meules de moulins à bras en granit.

Les débris d'amphores sont dans une proportion énorme. On en a découvert d'entières sous une voûte, il y a vingt-cinq ans ; d'autres dans un champ qui a reçu le nom de *Champ des Urnes* ; partout ailleurs on en trouve des fragments. Cette particularité s'explique facilement par la nécessité journalière de faire provision d'eau pour toute la population qui, en temps de guerre ou de conseil, encombrait la montagne.

Toutes les poteries du Beuvray ressemblent exactement à celles du plateau de Gergovie, ainsi que nous avons pu en juger par une comparaison attentive, avec cette différence que le ter-

CONCLUSION

Tandis que nous glanions souvenirs et légendes, les tiédes haleines d'avril ont chassé
l'hiver : la nature se réveille, les bourgeons se
gonflent et s'entr'ouvrent, les troupeaux joyeux
regagnent le pâturage, les oiseaux jaseurs sont
revenus.

Sur nos côteaux, que les genêts fleurissants
vont couvrir d'un manteau d'or, déjà l'on entend
l'éternelle idylle que le printemps de la vie chante
à la jeunesse de l'année.

LA BERGÈRE.

Rossignolet sauvage
Rossignolet charmant,
Dis-moi dans ton langage
Connais-tu mon amant ?

LE BERGER.

Les moutons vivent d'herbe,
Papillon vit de fleurs,

rain de Gergovie, cultivé à la bêche, en fournit une plus grande quantité.

Le Beuvray étant en partie couvert de bois, à peine la charrue et les fouilles ont-elles entamé sa couche superficielle ; mais partout où l'on remue le sol les mêmes débris apparaissent et prouvent que les habitudes de la vie domestique étaient les mêmes chez les diverses peuplades.

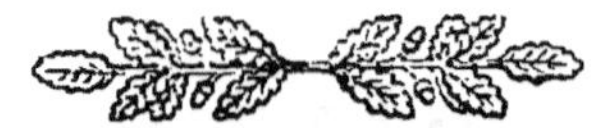

Et vous ma gente bergerette
Vous ne vivez que de langueurs.

LA BERGÈRE.

Rossignolet sauvage
Rossignolet charmant
Dis-moi dans ton langage
Connais-tu mon amant?

LE VIEUX PATRE.

Les moutons dans la plaine
Sont en danger du loup,
Et vous la tant jolie bergère
Vous êtes en danger d'amour!

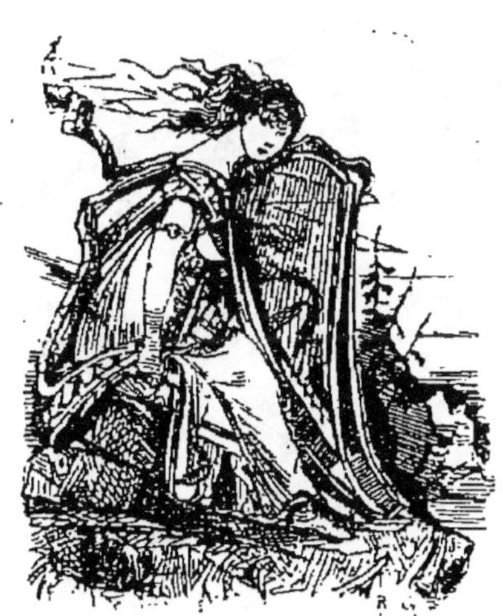

On ferait tout un recueil de ces villanelles,
charmantes de naïveté dans le patois ; il y aurait encore de curieuses recherches à entreprendre
touchant l'origine de certains chants morvandeaux.

Mais déjà notre guide a dépassé les limites ordinaires ; nous prendrons ici congé de nos lecteurs, heureux si nous avons su leur inspirer
quelque envie de visiter nos chères montagnes et
s'il nous est permis de leur dire au revoir.

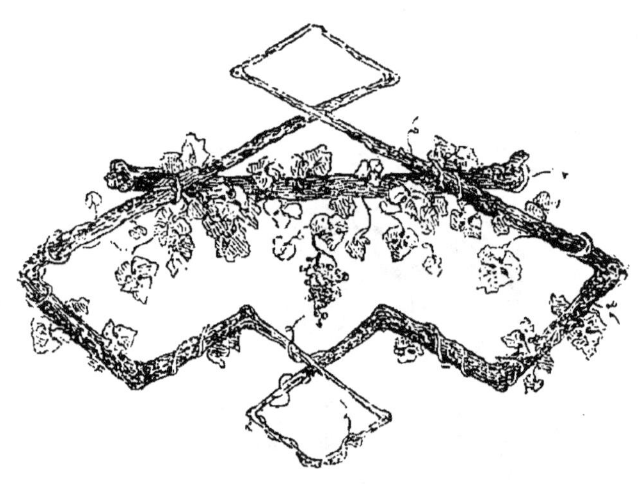

INDICATEUR.

PHARMACIEN.

M. Navault, aux Bains durant la saison ; principale officine à Moulins-Engilbert.

POSTE AUX LETTRES ET STATION TÉLÉGRAPHIQUE.

Mme Bonnet, directrice.

Boîte aux lettres à l'Établissement Thermal.

HOTELS.

HOTEL DES BAINS.

(Dans le Parc.)

Tenu par Walsdorff-Goublot. 50 lits.

Table d'hôte, repas particuliers et envois à

domicile. Remises, écuries, voitures à volonté pour promenades et excursions.

Bureau des diligences de Nevers.

Toute l'année hôtel à Moulins-Engilbert.

HOTEL DU MORVAN.

(Dans le parc et route de Nevers.)

Superbe établissement nouvellement construit et richement meublé. Grands et petits appartements pour familles, salons particuliers, etc.

HOTEL BILLAULT.

(A trois cents mètres du Parc à l'ouest, en forêt.)

Onze chambres, logements pour familles, salle à manger, repas sur commande.

HOTEL DES THERMES.

(Au bourg, Place de la Croix.)

Ve LAMBERT. Huit chambres, table d'hôte, chef de cuisine, repas sur commande, on porte à domicile. Remises, écuries, courrier de Luzy à Moulins-Engilbert.

HOTEL BERTHAUD-PRASLON.

(Au bourg, Place de l'Eglise.)

Sept chambres, salon, salle à manger, table d'hôte, repas particuliers, salle à manger et cuisine à la disposition des baigneurs qui amènent leurs gens de service. Maison très-bien tenue.

Chambres meublées, suivant leur proximité des Bains.

BONNEAU, maître baigneur, avenue des Bains. Deux jolies chambres.

PASQUET, avenue des Bains. Deux chambres.

POITOUX, Place de la Croix. Trois chambres.

MARTIN-NOURY, Place de la Croix. Huit chambres, douze lits, salle à manger et cuisine à la disposition des baigneurs. Parterre, jolie situation.

MARTIN-GODINOT, Grande-Rue. Quatre Chambres.

BOGUET, rue de l'Eglise. Quatre chambres, six lits, se charge des repas.

MIGNON, aubergiste, Grande-Rue. Deux Chambres.

LOISEAU, aubergiste et boulanger, Grande-rue. Trois chambres, cuisine bourgeoise, remises et écuries.

TARDY, rue du Presbytère. Trois chambres.

VOITURES PUBLIQUES.

Service direct de Nevers aux Bains de Saint-Honoré.

(Entreprise DURAND fils, de Decize.)

DÉPARTS.

De Nevers............. .   7 h. du matin.
De Decize ....   10 h.   id.
De Saint-Honoré ....   3 h. du soir.

BUREAUX.

Nevers, hôtel de l'Europe.

Decize, chez M. François Michot, place du Pont.

Saint-Honoré, Hôtel des Bains.

L'omnibus de l'hôtel de l'Europe se trouve à la gare à l'arrivée de chaque train pour transporter les voyageurs au bureau de la voiture.

(Entreprise PAYSANT et Cie.)

Messagerie, en poste de Nevers à Moulins-Engilbert et Saint-Honoré.

Voitures à 12 places, correspondance spéciale du chemin de fer Paris-Lyon-Méditerranée.

BUREAUX.

A Nevers, dans l'intérieur de la gare, avec salle d'attente ;

A Moulins-Engilbert, chez M. Rondepierre, Hôtel de l'Horloge.

De Nevers, 2 h. du matin, immédiatement après l'arrivée des trains express et omnibus de Paris, Lyon, Clermont, Bourges.

De Saint-Honoré, 4 h. 1|2 du soir. Arrivée à Nevers pour les trains sur Paris et sur Lyon.

PRIX DES PLACES.

Coupé. . . . .   9 francs.
Intérieur   8
Banquette   7

ÉCOLE PRIMAIRE.

M. DUREUIL, instituteur. Bureaux de la Mairie et de l'état-civil, Grande Rue.

ÉCOLE DE FILLES,

Tenue par les dames religieuses de Nevers, place du Chemin Ferré.

ARCHITECTE.

M. POMMERET, tapisserie, ameublement.

GÉOMÈTRE.

M. DUCROT, Grande Rue.

AUBERGISTES.

Poitoux, Grande rue.
Mignon, id.
Loiseau, écuries, remises. Grande Rue.

BOUCHERS.

Goth, Grande Rue.
Bourgoin, rue du Presbytère.

BOULANGERS.

Bourgoin, rue du Presbytère.
Loiseau, Grande Rue.
Melin, id.

CHARRONS.

Dagnac, rue du Presbytère.
Lemaitre, place de l'Eglise.

DÉBIT DE TABAC.

Mathé, buraliste, Grande Rue.

DENTELLES.

Gilbert, place de la Croix, maison Girard.
Dentelles en tout genre et blanc.

ÉPICERIES.

Martin-Noury, place de la Croix. Epicerie, mercerie, quincaillerie, rouennerie, chaussures.
Poitoux, place de la Croix, mêmes articles.
Champmoulin, rue de l'Eglise. Epicerie, mercerie.

LINGERIE.

Mme Bonneau, avenue des Bains.
Mme Cousin, rue de l'Eglise.
Mme Maillot, place de la Croix.

OUVRIÈRES EN ROBES.

Mme Simonne-Marien, place de la Voie Romaine. Robes et confections en tous genres, pour dames et enfants.
Mme Perciaux. Avenue des Bains. Robes.

MARÉCHALERIE, SERRURERIE

Girard-Martin, place de la Croix.
Girard Baptiste, maréchal.
Martin,   id.
Thomas,   id.

MENUISERIE, VITRERIE.

Poitoux, Grande Rue.
Lavallette.

SABOTIERS.

Bargoin, avenue des Bains.
Philibert, Grande Rue.

TAILLEURS.

Poitoux, place de la Croix.
Martin-Godinot, Grande Rue.
Champmoulin, rue de l'Eglise.

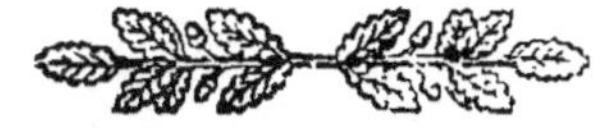

TABLE DES MATIÈRES·

INTRODUCTION.

pages.

PARTIE MÉDICALE.

Pages.

PROMENADES AU MORVAN.

CHAPITRE I.

CHAPITRE VIII.

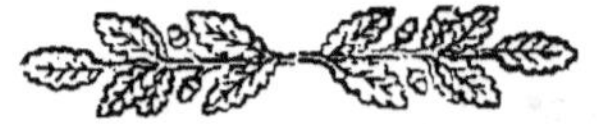